Expert Physiotherapy

エキスパート理学療法 2

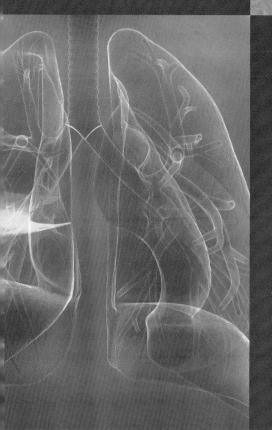

PDCA理論で学ぶ内部障害理学療法
——呼吸器疾患編

シリーズ監修 福井 勉　山田英司　森沢知之　野村卓生

責任編集 森沢知之　野村卓生

HUMAN PRESS

責任編集

森沢知之
(兵庫医療大学 リハビリテーション学部 理学療法学科)

野村卓生
(関西福祉科学大学 保健医療学部 リハビリテーション学科)

シリーズ監修

福井　勉
(文京学院大学大学院 保健医療科学研究科)

山田英司
(岡山専門職大学 設置準備室)

森沢知之
(兵庫医療大学 リハビリテーション学部 理学療法学科)

野村卓生
(関西福祉科学大学 保健医療学部 リハビリテーション学科)

編集にあたって

　呼吸器疾患・循環器疾患・代謝系疾患などの内部障害を有する患者が年々増加傾向にあり，今後もさらに増加することが予測されています．呼吸器疾患においては，特に慢性閉塞性肺疾患（COPD）や肺炎患者の増加率が著しく，臨床現場においてなんらかの呼吸器疾患を有する患者の割合が増加しているものと推測されます．

　近年，呼吸器疾患における理学療法のエビデンスも徐々に構築され，「呼吸リハビリテーションマニュアル」や「COPD 診療ガイドライン」など各疾患の診療ガイドラインには，評価指標や治療内容などが具体的かつ詳細に示されるようになり，理学療法を実施するうえでも重要な指針であることには間違いありません．しかし，疾病の重症化や重複障害を有する患者が増加する現在において，ガイドラインでは対応できない患者も多く存在します．これまでに示されているエビデンスやガイドラインでは対応できない患者に対し，テーラメード（患者の個人差に配慮して各個人に最適な医療を提供する）の理学療法介入が必要な患者が確実に増加しています．

　これまで内部障害の理学療法に関する書籍の多くは，エビデンスや診療ガイドラインを中心にまとめられているものが多くありましたが，本書においては各疾患の病態，エビデンスや診療ガイドラインの紹介は最小限にとどめ，内部障害患者および内部障害を合併した理学療法対象患者を診るうえでのクリニカルリーズニング（臨床推論）のポイントについて，内部障害専門の理学療法士の「頭の中（極意）」を具体的に解説した内容としています．

　また，その一連の流れを PDCA サイクル〔P（計画）・D（実行）・C（評価・検証）・A（改善・再計画）〕に整理した点は，他書にない新たな切り口で，読者が手順を追って修得できるように構成したことが，本書の最大の特徴であります．

　執筆者はいずれも呼吸器疾患における臨床のエキスパートです．実際の症例を通じて，呼吸器疾患のエキスパートがどのように臨床推論を立て，どのように理学療法を実践するか，まとめていただきました．初学者のみならず，臨床経験の豊富な理学療法士の更なるブラッシュアップのための専門書となることを願っています．

　最後に無理難題なお願いにもかかわらず執筆いただきました先生方に深謝するとともに，ヒューマン・プレスの濱田亮宏氏に敬意と感謝を表します．

2018 年 10 月吉日

森沢知之・野村卓生

目 次

第 I 章　内部障害専門の理学療法を考える

1. 呼吸器疾患の現状 .... 野村卓生　2

2. クリニカルリーズニングとPDCAサイクル .... 森沢知之　5

第 II 章　PDCA理論で学ぶ呼吸器疾患理学療法

1. 運動療法・リハビリテーションのエビデンス .... 森沢知之　12

【必ず遭遇するスタンダード症例の攻略】

1. 慢性閉塞性肺疾患の運動療法 .... 野添匡史　19

2. 外科術前術後の呼吸理学療法
　　―原発性肺癌症例に対する周術期理学療法 .... 花田匡利・神津　玲　30

【よく迷い苦しむ難渋症例の攻略】

1. 人工呼吸器から離脱が困難な症例 .... 山下康次・高橋恭平　43

2. 心不全由来による低酸素血症症例 .... 櫻田弘治　61

3. 慢性閉塞性肺疾患の急性増悪症例 .... 伊藤武久・飯田有輝　75

4. 運動誘発性低酸素血症を伴う間質性肺炎症例 .... 渡邉文子　92

5. ADL障害を伴う重度呼吸不全症例
　　―在宅に向けて .... 北川知佳　99

第 **I** 章

内部障害専門の
理学療法を考える

1 呼吸器疾患の現状

◆野村卓生[*1]

はじめに

　内部障害とは，世界保健機関（WHO：World Health Organization）により提唱された国際障害分類試案の機能障害の一つに属し，心臓，呼吸，腎尿路，消化など内部機能障害の総称と定義される[1]．日本では，身体障害者福祉法により「視覚障害」「聴覚又は平衡機能の障害」「音声機能，言語機能又はそしゃく機能の障害」および「肢体不自由」とは別に「心臓，じん臓若しくは呼吸器又はぼうこう若しくは直腸，小腸，ヒト免疫不全ウイルスによる免疫若しくは肝臓の機能の障害」と分類される[2]．また内部障害は，身体障害者障害程度等級表により「心身機能障害」「じん臓機能障害」「呼吸器機能障害」「ぼうこう又は直腸の機能障害」「小腸機能障害」「ヒト免疫不全ウイルスによる免疫機能障害」および「肝臓機能障害」の7つに分類されている．平成28年版障害者白書によると，身障害児・者数は393.7万人（在宅者386.4万人，施設入所者数7.3万人）である[3]．年齢階級別に障害者数の推移をみると，1970年から2011年にかけて身体障害児・者（在宅者）は，全体で140.8万人から約2.7倍に増加している．うち65歳以上に限れば，1970〜2011年にかけて6.0倍の増加を認めている[3]．

　2016年10月現在，日本の人口は1億2,693万人であり，65歳以上人口は3,459万人，総人口に占める割合は26.7％となった[4]．日本の将来推計人口（2012年1月推計）では，人口は減少の一途をたどり，2065年には8,808万人（2016年と比較すると3,885万人の減少）となり，人口に占める65歳以上の割合は38.4％になると予測されている[5]．これらは65歳以上人口の増加とともに，身体障害者数についてもさらなる増加が予測される事実である．2016年の厚生労働省の調査では，3種類以上の障害を重複して有する人は全身体障害児・者の17.4％，視覚障害，聴覚・言語障害あるいは肢体不自由のいずれかに加えて，内部障害を有する人は全体の39.0％となっており[3]，障害を重複して有する人の増加も予測される．このような現状のなか，理学療法士養成のカリキュラムにおいても，内部障害に対する理学療法に関して教育されるようになり，臨床の現場でも内部障害患者および内部障害を有するリハビリテーション対象患者を担当する機会が増えてきた．

[*1] Takuo Nomura/関西福祉科学大学 保健医療学部

1. 呼吸器疾患の現状

表1　呼吸器リハビリテーション料の対象となる患者

1. 肺炎，無気肺，その他の急性発症した呼吸器疾患の患者
2. 肺腫瘍，胸部外傷，その他の呼吸器疾患またはその手術後の患者
3. 慢性閉塞性肺疾患，気管支喘息，その他の慢性の呼吸器疾患により，一定程度以上の重症の呼吸困難や日常生活能力の低下をきたしている患者
4. 食道癌，胃癌，肝臓癌，咽・喉頭癌などの手術前後の呼吸機能訓練を要する患者

　内部障害に限ることではなく，現代社会において理学療法の活動領域の広がりに応じた，科学的根拠に基づく理学療法の確立が強く求められている[6]．専門分化した学術的な発展に合わせて，2013年度より分科学会と部門が日本理学療法士協会の下部組織として設置され，内部障害領域としては，日本呼吸理学療法学会，日本心血管理学療法学会および日本糖尿病理学療法学会の3学会が設立されている．

呼吸器疾患

　呼吸器の病気は，日本呼吸器学会では「感染性呼吸器疾患」「気道閉塞性疾患」「アレルギー性肺疾患」「間質性肺疾患」「腫瘍性肺疾患」「肺血管性病変」「胸膜疾患」「呼吸不全」および「その他」に分類して紹介している[7]．平成30年度疾患別リハビリテーション料においては，「呼吸器リハビリテーション料」として，厚生労働大臣が定める患者が本診療報酬の算定対象となる（**表1**）．

1．代表的疾患の疫学

　呼吸器疾患の中でも，気道閉塞性疾患に分類される慢性閉塞性肺疾患（COPD：chronic obstructive pulmonary disease）は理学療法士が担当する機会が多い．大規模 NICE（Nippon COPD Epidemiology）study の結果では，日本人の40歳以上のCOPD有病率は8.6％，患者数は530万人と推定された[8]．COPDの最大の原因は喫煙であり，喫煙者の15～20％が発症する[7]．COPDによる死亡率は2015年に全体で10位（男性では8位）であったのが，2017年には全体では10位圏内（男性では8位）となっている．しかし，他の原因による死亡の減少に伴ってCOPDは順位を上げていくと考えられている[9]．また，心不全，肺炎で死亡したとされる中にCOPD死が含まれる見方もあり，COPD診断率の向上によりCOPD死はランキングがさらに上がる可能性がある[10]．現在，日本人は一生のうちに2人の1人は「がん」に罹患するといわれており[11]，近年，肺がんは日本人のがんによる死亡原因の第1位となっている．また，代表的な拘束性肺疾患である間質性肺炎は，肺胞の壁に炎症や損傷が起こることで壁が線維化し，酸素が取り込みにくくなる病気である．間質性肺炎の原因はさまざまであるが，原因不明のものを突発性間質肺炎と総称し，この中では突発性肺線維症が80～90％と最も多い[7]．特に50歳以上の男性に多く，ほとんどが喫煙者である．発症率は10万人対2.23人，有病率は10万人対10.0人とされる[7]．

まとめ

本稿では，内部障害理学療法に関連する総論を述べた．次項では，PDCAサイクルに基づいた本書の狙いを解説する．それ以降の章では，呼吸器疾患のエキスパートから執筆いただく．

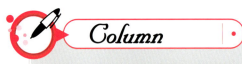

認定・専門理学療法士制度

認定・専門理学療法士制度とは，新人教育プログラム修了者を対象に，自らの専門性を高め，良質なサービスを提供する臨床能力を備え，理学療法の学問的発展に寄与する研究能力を高めていくことを目的とするものである（日本理学療法士協会）．新人教育プログラム修了者は7専門分野（基礎理学療法，神経理学療法，運動器理学療法，内部障害理学療法，生活環境支援理学療法，物理療法，教育・管理理学療法）のいずれか1つ以上の専門分野に登録し，認定理学療法士・専門理学療法士を目指す．2016年4月1日現在，専門理学療法士取得者数（実数）は1,792名であり，うち専門理学療法士（内部障害理学療法）取得者は，363名である[12]．

文 献

1) 日本リハビリテーション医学会：内部障害のリハビリテーション（http://www.jarm.or.jp/nii/civic/civic-case11-naibu.htm）2018年4月27日閲覧
2) 障害者福祉（http://www.mhlw.go.jp/stf/seisakunitsuite/bunya/hukushi_kaigo/shougaishahukushi/index.html）2018年4月27日閲覧
3) 平成28年版障害者白書（http://www8.cao.go.jp/shougai/whitepaper/h28hakusho/zenbun/index-w.html）2018年9月12日閲覧
4) 平成29年版高齢者白書（http://www8.cao.go.jp/kourei/whitepaper/w-2017/html/zenbun/index.html）2018年8月21日閲覧
5) 国立社会保障・人口問題研究所：日本の将来推計人口（平成29年推計：http://http://www.ipss.go.jp/pp-zenkoku/j/zenkoku2017/pp29_reportall.pdf）2018年8月21日閲覧
6) 日本理学療法士学会：学会について（http://jspt.japanpt.or.jp/about/jspt/）2018年4月27日閲覧
7) 日本呼吸器学会：呼吸器の病気（http://www.jrs.or.jp/modules/citizen/index.php?content_id=1）2018年9月20日閲覧
8) Fukuchi Y, et al：COPD in Japan：the Nippon COPD Epidemiology study. *Respirology* **9**：458-465,2004
9) 人口動態調査（http://www.mhlw.go.jp/toukei/list/81-1a.html）2018年9月20日閲覧
10) GOLD日本委員会：COPD情報サイト（http://www.gold-jac.jp/copd_facts_in_japan/）2018年9月29日閲覧
11) 国立がん研究センター：がんの基礎知識（http://ganjoho.jp/public/dia_tre/index.html）2018年9月20日閲覧
12) 日本理学療法士協会：認定・専門理学療法士制度（http://www.japanpt.or.jp/members/lifelonglearning/system/about/）2018年9月10日閲覧

2 クリニカルリーズニングとPDCAサイクル

◆森沢知之[*1]

クリニカルリーズニングとは？

　クリニカルリーズニング（clinical reasoning）は，臨床推論と邦訳される．reason（リーズン）には理由，わけ，根拠，推理などの意味があり，reasoning（リーズニング）は「根拠をもって理由づけること」という意味をもつ．reasoning と類似する英語に speculation（スペキュレーション）という言葉があり「不確実な情報に基づく憶測」とされ，両者のもつ意味には大きな乖離がある．すなわち，クリニカルリーズニングとは正確な情報に基づく科学的な解釈による鑑別と判断の一連の過程を指し，「対象者の訴えや症状から病態を推測し，仮説に基づき適切な検査法を選択して，対象者に最も適した介入を決定していく一連の心理的過程」を指す[1]．内山[2]はクリニカルリーズニングの概念を，対象者の問題解決を目的とした医療者と対象者の行動を決定するための目標指向的な思考過程であり，また同時に一般的な理論や情報を個別の対象者へ適用する実践課程であると述べている（**表1**）．

　わが国では 2000 年初頭より，理学療法領域におけるクリニカルリーズニングが重要視されるようになった．現在，理学療法士においてクリニカルリーズニングは専門職としての自律性の根幹をなすものであり，臨床における重要な思考過程と認識されている．

内部障害理学療法とクリニカルリーズニング

　呼吸器疾患，心疾患，代謝性疾患に対する理学療法の効果は明確である．今後，高齢化が

表1　クリニカルリーズニングの概念（文献2）より引用）

1. **問題解決，目的指向的な思考**
   対象者中心的思考
2. **一般的な理論を個別の対象者へ適用する実践活動**
   情報→解釈→仮説の生成と修正
3. **認知的過程**
   意思決定，判断の流れ（decision tree）

[*1] Tomoyuki Morisawa/兵庫医療大学 リハビリテーション学部

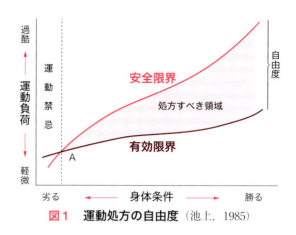

図1 運動処方の自由度（池上，1985）

進み，重複障害を抱える対象者がますます増加することを考えると，内部障害理学療法のクリニカルリーズニングの重要性は必然的に高くなる．

　理学療法を実施する内部障害患者の中には重症患者も多く，厳重なリスク管理と連続的なモニタリングが必要な場合もある．しかし，リスク管理に慎重になりすぎるあまり十分な運動負荷をかけれなければ，理学療法の効果は見込めない．図1は運動処方の自由度を示す．これ以上の運動には，危険性が伴うという運動強度や運動量の上限を「安全限界」，これ以下では運動による効果が見込めないという下限を「有効限界」という．安全限界と有効限界の間が処方すべき運動領域（処方の自由度）であり，運動耐容能が低下していたり，全身状態が悪い患者ほど許容される自由度は狭くなるため，厳密な運動強度・運動量の設定が必要になる．内部障害理学療法においては，常にこの安全限界と有効限界を意識し，安全で効果的な理学療法を実施する責務がある．

内部障害理学療法のクリニカルリーズニングの進め方

　西山ら[3]が示した内部障害理学療法のクリニカルリーズニングのモデルを図2に示す．内部障害理学療法のクリニカルリーズニングでは，リハビリテーション処方箋（疾患名，障害名，リスク管理，処方内容など）を確認した後，理学療法に必要と考えられる各種の初期情報を診療録などから収集する．まずは現在の病態を把握し，現在行われている治療内容を理解することから始まる．内部障害理学療法の対象者は，運動器疾患や中枢神経疾患と異なり，外見上，障害の有無や程度がわかりづらい．したがって，他の疾患と比べても，病態把握および現在行われている治療の理解がきわめて重要といえる．

病態の把握と治療の理解

　診療録などをもとに，以下に示す基本情報や医学的情報を収集し，病態把握（病態は緩解に向かっているのか，徐々に進行しているか，安定しているか，など）と治療内容を理解する．診療録のほかにもカンファレンスに参加し，必要な情報を収集するとともに患者（家

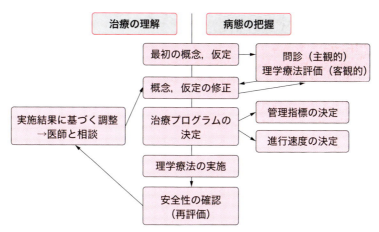

図2 内部障害理学療法のクリニカルリーズニングのモデル（文献3）より引用）

族）や他の医療従事者（主治医，看護師など）から以下にあげる必要な情報を収集する．

① **基本情報**：年齢，性別，身体計測（身長，体重，BMI，体組成など），既往歴，現病歴，入院前ADL，身体活動，社会的情報，入院前の運動習慣など．

② **医学的情報**：診断名，既往歴，各種臨床検査データ，各種画像所見（胸部X線，CT，MRI，造影検査），肺機能検査，心臓超音波検査など．

③ **投薬情報**：気管支拡張薬，β遮断薬，降圧剤，ACE阻害薬，利尿薬，強心薬，血糖降下薬など．

④ **治療経過と治療内容**：これまでどのような治療がなされているか（外科的治療であれば手術情報の確認），治療開始後，病態は安定や改善しているか，もしくは悪化しているかなど．

初期概念の形成と仮説の立案

診療録などから得られた情報をもとに初期概念を形成し，疾患の重症度やリスクなどを整理し，現在の状態に関して仮説を立てる．

理学療法評価

これまでの情報から理学療法上，必要と考えられる理学療法検査・測定を行い，先に立てた仮説との間に乖離がないか，確認を行う．内部障害理学療法に必要な主な検査・測定項目を **表2** に示す．身体機能や運動耐容能の評価はもちろんのこと，呼吸・循環・代謝の各指標の検査・測定を行い，対象者の問題点を明らかにしていく．

理学療法プログラムの決定と理学療法の実施

これまでの医学的情報や理学療法評価の結果を統合・解釈し，必要に応じて初期概念や仮定の修正を行う．対象者の安全限界と有効限界を明確にし，理学療法プログラムを決定していく．理学療法プログラムが決定すれば，プログラムに沿って理学療法を実施する．

表 2　内部障害理学療法の代表的な検査測定項目

	検査・測定項目
身体計測・栄養状態	身長，体重，BMI，体組成（骨格筋量，体脂肪量など），周径，％IBW（％ideal body weight）など
意識レベル	JCS（Japan Coma Scale），GCS（Glasgow Coma Scale）
バイタルサイン	血圧，心拍数（脈拍数），呼吸数，体温
パルスオキシメーター，心電図	経皮的酸素飽和度，心電図（心拍数，不整脈）
身体所見	表情，チアノーゼ，発汗，頸静脈怒張，四肢冷感，浮腫，ばち指，るい痩，皮膚色，足部・足趾の変形，壊死・潰瘍など
視診，触診，聴診，打診	脈診（脈圧，リズムなど），心音，呼吸音，呼吸様式，胸郭拡張性・柔軟性，呼吸補助筋の活動状況，打診（換気状態）
自覚症状	動悸，息切れ，胸痛や胸部圧迫感，疲労感など，Borg scale または修正 Borg scale，MRC（medical research council）息切れスケールまたは修正 MRC 質問票，ベースライン呼吸困難指数（BDI），呼吸困難変化指数（TDI）
身体機能	筋力（MMT，握力，呼吸筋，筋力測定機器を用いた各指標など），関節可動域，柔軟性，感覚検査，バランス能力（重心動揺計を用いた各指標，片脚立位，functional reach test など），歩行速度，timed up and go（TUG），short physical performance battery（SPPB）など
運動耐容能	呼気ガス分析装置を用いた心肺運動負荷試験より得られる各指標（最高酸素摂取量，嫌気性代謝閾値，運動耐容時間，各換気指標など），6 分間歩行テスト，漸増シャトルウォーキングテスト
ADL	Barthel index（BI），Functional Independence Measure（FIM），心疾患特異的尺度（身体活動能力質問票，NYHA の心機能分類など），呼吸器疾患特異的尺度〔Nagasaki university respiratory activities of daily living questionnaire（NRADL），pulmonary emphysema-ADL（P-ADL），pulmonary function status and dyspea questionnaire modified（PFSDQ-M），The London chest activity of daily living scale（LCADL）など〕
QOL	sickness impact profile（SIP），Nottingham health profile（NHP），medical outcomes study short-form 36 または 8（SF-36 または 8），心疾患特異的尺度（Minnesota living with heart failure questionnaire（LHFQ），seattle angina questionnaire（SAQ），quality of life after myocardial infarction questionnaire（QLMI）など），呼吸器疾患特異的尺度〔chronic respiratory disease questionnaire（CRQ），St George's respiratory questionnare（SGRQ）），COPD Assesment Test（CAT）
抑うつ・不安	抑うつ：Beck depression inventory（BDI），Zung self-rating depression scale（SDS），center for epidemiologic studies depression scale（CES-D），hospital anxiety and depression scale（HADS）など，不安：Spielberger state-trait anxiety inventory（STAI），Mnifest anxiety scale（MAS）など
予後	死亡（率）または生存（率）（期間），再入院率または再入院回避率（期間），心事故発生率または回避率（期間）
身体活動量	身体活動量計から得られる各種指標（歩数，METs など），国際標準化身体活動質問票

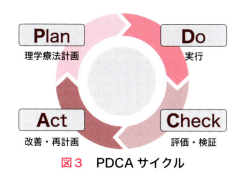

図3 PDCAサイクル

再評価

理学療法士と対象者のクリニカルリーズニングは，治療が始まる前から治療が終了するまで続く．初期に立てられた仮説の検証を随時行うことが重要であり，仮説が正しければ治療計画を進める必要があるが，仮説どおりの反応や効果が得られない場合には，さらなる情報収集，さらなる検討により仮説を随時，修正する必要がある．

この一連の繰り返し作業が，内部障害系理学療法に対するクリニカルリーズニングのプロセスである．

PDCA サイクルとは？

PDCAサイクルとは，計画（plan），実行（do），評価（check），改善（act）の頭文字をとった言葉で，事業活動を円滑に進めるための業務プロセスの一つである（図3）．元来，品質管理や生産管理のマネジメント手法として用いられてきたが，近年は医療福祉の領域においてもPDCAサイクルが活用されている．特に医療福祉領域では，医療機関の経営管理業務，医療安全管理，医療チーム（栄養サポートチームなど），各部署の業務管理など，医療の質と安全の向上および業務改善を目的に活用されている．

PDCA サイクルによる理学療法

理学療法の日常臨床においても，「理学療法計画の立案→理学療法の実行→評価・検証→改善・再計画」という一連のプロセスは，PDCAサイクルにもあてはまる．本書ではクリニカルリーズニングをPDCAサイクルに沿って整理し，一連の流れをわかりやすく解説した．

🅟 理学療法計画（Plan）

これまでに収集した医学情報や理学療法評価の結果から，対象者の問題点を抽出し，理学療法の目標設定を行う．また，理学療法を実施するにあたり考えられるリスクやリスクの層別化を具体的に整理する．計画の立案にあたっては，各種のガイドラインやエビデンスなどを十分に参考にし，妥当性のある計画を立てる．以下に，その具体的な方法を述べる．

①**問題点の抽出**：対象者の現在の状態から身体機能，運動耐容能，日常生活動作（ADL）やQOL（quarity of life）に関する問題は何か，どのような原因によって引き起こされているかを，理学療法評価から得られた情報や検査・測定結果を整理して問題点を導く．内部障害系疾患の問題点は，身体機能や運動耐容能の低下はもちろんのこと，心不全や呼吸不全の病態に関する問題や息切れ，呼吸困難など自覚症状に関する問題など多岐にわたる．

②**理学療法の目標設定**：問題点で抽出した内容を反映した目標設定を行う．目標設定では，対象者が到達可能な具体的な目標を設定すること，また理学療法によって身体機能やADLおよびQOLの改善が期待できるものであることが重要である．さらに，どの改善が重要であるか優先性を考慮することも必要である．

③**リスクおよびリスクの層別化**：各種の医学情報や理学療法評価の結果から，理学療法を実施する際に起こりうるリスクについて整理し，リスクや事故を回避するための方策を検討する．疾患によっては，運動療法を実施する際のリスクの層別化がなされており，リスクの程度（軽度，中等度，重度）を考慮した理学療法の計画が必要である．

Ⓓ 理学療法計画の実行（Do）

前述の「①問題点の抽出」で立てた計画に沿って理学療法を実行する．適宜，対象者の病態や全身状態の変化を確認し，必要に応じて計画を調整する．また，重症患者であればあるほど他職種との連携がきわめて重要であり，他職種にもいま何を目的に，どんな理学療法を行っているのかをカンファレンスや共有カルテをとおして情報共有する．

Ⓒ 理学療法計画の評価および検証（Check）

理学療法実行後，対象者の医学的情報や理学療法評価の結果から，当初に立てた目標が達成されているかを評価・検証する．

Ⓐ 理学療法計画の改善および再計画（Action）

前述の「理学療法計画の評価・検証」の結果に基づいて，理学療法の目標設定，理学療法の内容（治療法，強度，頻度）や方法が適切であったかなど，理学療法計画について再検討する．もし，計画に改善が必要と判断された場合や対象者の病態や全身状態が大きく変化した場合には，理学療法の再計画を立て，再度，これまで行ってきたPDCAサイクルを繰り返し行う．

文　献

1）Barrows HS, et al：The clinical reasoning process. *Med Educ*　**21**：86-91, 1987
2）内山　靖：クリニカルリーズニング—理学療法士に求められる臨床能力. PTジャーナル　**43**：93-98, 2009
3）西山昌秀，他：内部障害系理学療法とクリニカルリーズニング. 神奈川県士会会報　**39**, 14-18, 2011

第 II 章

PDCA理論で学ぶ
呼吸器疾患理学療法

1 運動療法・リハビリテーションのエビデンス

◆森沢知之[*1]

はじめに

　ここでは，人工呼吸器装着患者，呼吸窮迫症候群（ARDS：acute respiratory distress syndrome），心不全に伴う呼吸障害，慢性閉塞性肺疾患（COPD：chronic obstructive pulmonary disease），間質性肺炎，在宅酸素療法患者における理学療法のケーススタディを述べる．表1には，これら疾患に関するわが国の治療ガイドラインを示す．特に人工呼吸器装着患者，ARDS，COPD，間質性肺炎の運動療法およびリハビリテーションの治療ガイドラインを紹介しつつ，エビデンス（レベル）について概説する．

人工呼吸器装着患者

　人工呼吸器の急速な発展により，急性呼吸不全患者の救命率は著しく向上した．人工呼吸器は，主に肺胞換気の維持，酸素化の改善，呼吸仕事量の軽減，原疾患や炎症による障害の進展の悪循環を抑制する目的で使用され，肺炎やARDSなど重篤な呼吸不全患者に用いら

表1　わが国における呼吸器疾患に対する理学療法に関連するガイドライン，マニュアル，エキスパートコンセンサス

発　行　元	ガイドライン
日本集中治療医学会	集中治療における早期リハビリテーション―根拠に基づくエキスパートコンセンサス
日本呼吸器学会，日本呼吸療法医学会，日本集中治療医学会	ARDS 診療ガイドライン 2016
日本呼吸器学会	COPD 診療ガイドライン 2018
日本呼吸ケア・リハビリテーション学会，日本呼吸器学会，日本リハビリテーション医学会，日本理学療法士協会	呼吸リハビリテーションマニュアル 第 2 版―運動療法
日本理学療法士協会	理学療法診療ガイドライン（COPD）

ARDS：呼吸窮迫症候群，COPD：慢性閉塞性肺疾患

[*1] Tomoyuki Morisawa/兵庫医療大学 リハビリテーション学部

れる．人工呼吸器により呼吸状態の維持・改善効果が期待される一方，長期間の人工呼吸器管理により人工呼吸惹起性肺損傷や人工呼吸関連肺炎など，肺そのものに起因する合併症のほかにも，長期安静臥床や過鎮静に伴うせん妄および ICU-acuquired weakness（ICU-AW）などの精神的・身体的な合併症の存在も明らかになり，可及的早期の人工呼吸器離脱が望まれる．

　これまでの人工呼吸器装着患者の理学療法は，気道クリアランスや肺酸素化改善を目的とした体位管理（ポジショニング，腹臥位療法など）や徒手的テクニック（呼吸介助法やスクイージングなど）が主流であった．しかし，2000 年前後より人工呼吸器装着患者に対するセデーション（鎮静薬の使用）管理が急速に進歩し，現在ではより早期から積極的に離床や身体活動の促進を目的とした内容にパラダイムシフトしている．2009 年，Lancet に掲載された Schweickert ら[1]の報告がもたらしたインパクトは強く，重症患者に対する鎮静の中断と早期からの積極的な理学療法・作業療法の介入は身体機能，せん妄，日常生活動作（ADL）の早期回復に有効であることが示された．この報告をはじめ，その後，集中治療領域における早期リハビリテーションの効果が示され，近年のメタ解析の結果からも集中治療領域における早期リハビリテーションは身体機能，QOL（quality of life），呼吸筋力，人工呼吸器装着期間，ICU 滞在日数，在院日数に効果があることが明確になりつつある[2]．

　人工呼吸器装着患者に対する早期リハビリテーションのガイドラインとして，2017 年に日本集中治療医学会より「集中治療における早期リハビリテーション―根拠に基づくエキスパートコンセンサス」[3]が発表された．本ガイドラインは，集中治療領域における早期リハビリテーションの内容や体制の標準化を進めることを目的に「早期リハビリテーション検討委員会」が組織され，早期リハビリテーションの手順を示す手引きとして作成された．さらに「早期離床と早期からの積極的な運動」を中心とし，clinical question（CQ）に回答する形式でまとめられている．早期リハビリテーションの開始・中止基準，積極的に行うべきでないと考えられる場合などが詳細に解説されており，人工呼吸器装着患者に携わる理学療法士は必読する必要がある．**表 2** には早期リハビリテーションの開始基準を示すが，人工呼吸器装着の有無は早期リハビリテーションの中止基準には相当しないことがわかる．

呼吸窮迫症候群

　ARDS は先行する基礎疾患および外傷をもち，急性に発症した低酸素血症で，胸部 X 線上では両側性の肺浸潤影を認め，かつその原因が心不全，腎不全，血管内水分過剰のみでは説明できない病態の総称である[4]．ARDS は多彩な病態を呈し，確定診断もつきにくく，このような異種性な疾患においては，治療のエビデンスを確立することは困難である．しかし，ARDS に対する理解を深め，ARDS 診療の質的向上を目的に，日本呼吸器学会，日本呼吸療法医学会，日本集中治療医学会の 3 学会が共同して「ARDS 診療ガイドライン 2016」を作成した．

　ARDS 診療ガイドライン 2016 の「第 9 章 治療：呼吸管理療法」には呼吸理学療法の各治療手技がまとめられており，体位変換，排痰手技を併用した体位ドレナージ，吸入療法，早

表2　早期離床や早期からの積極的な運動の開始基準 （文献3）より引用）

	指　標	基準値
意　識	Richmond agitation-sedation scale（RASS）	−2≦RASS≦＋1
疼　痛	自己申告可能な場合	NRS≦3 もしくは VAS≦3
	自己申告不能な場合	BPS≦5 もしくは CPOT≦2
呼　吸	呼吸回数（RR）	＜35 回/分が一定時間持続
	酸素飽和度（SaO$_2$）	≧90％が一定時間持続
人工呼吸器	吸入酸素濃度（F$_I$O$_2$）	＜0.6
	呼気終末陽圧（PEEP）	＜10 cm H$_2$O
循　環	心拍数（HR）	HR：≧50 拍/分もしくは≦120 拍/分が一定時間持続
	不整脈	新たな重症不整脈がない
	虚　血	新たな心筋虚血を示唆する心電図変化がない
	平均血圧（MAP）	≧65mmHg が一定時間持続
	ドパミンやノルアドレナリン投与量	24 時間以内に増量がない
そ　の　他	・ショックに対する治療が施され，状態が安定している ・SAT ならびに SBT が行われている ・出血傾向がない ・動く時に危険となるラインがない ・頭蓋内圧＜20 cm H$_2$O ・患者または患者家族の同意がある	

NRS：numeric rating scale, VAS：visual analogue scale, BPS：behavioral pain scale, CPOT：critical care pain observation tool, SAT：spontaneous awakening trial, SBT：spontaneous breathing trial

期モビリゼーションに関する内容が記載されている．その中で，成人 ARDS に対する理学療法の記載内容を**表3**にまとめた[4]．いずれの内容に関してもエビデンスが乏しく，明確に示されたものはない．そのため，各手技に対する効果の反応を考慮しながら慎重に進める必要がある．

慢性閉塞性肺疾患

　COPD とは，タバコ煙を主とする有害物質を長期に吸入暴露することなどにより生じる肺疾患であり，呼吸機能検査で気流閉塞を示す．気流閉塞は，末梢気道病変と気腫性病変がさまざまな割合で複合的に関与し起こる．臨床的には，徐々に進行する労作時の呼吸困難や慢性の咳・痰を示すが，これらの症状に乏しいこともある[5]．COPD は，全身性炎症，栄養障害，骨格筋機能障害，抑うつなど全身併存症を認めることが多く，全身性疾患として捉える必要がある．

　COPD に対する呼吸リハビリテーションの運動療法はエビデンスが証明されており，GOLD（global initiative for chronic obstructive lung disease）ガイドライン[6]をはじめと

表3　呼吸窮迫症候群（ARDS）の理学療法介入に関する記載

介入内容	推奨・エビデンス
体位変換	・頭高位：人工呼吸器関連肺炎予防のための角度については明らかではないが，人工呼吸患者を背臥位で管理しないことの重要性は広く受けられている ・持続的体位変換：持続的体位変換のメタ解析の結果，ARDSには効果がないとされており，持続的体位変換は行わなくてよい ・腹臥位療法：成人ARDS患者（特に中等症・重症例）において，腹臥位管理をすることを提案する〔グレード：2C，推奨の強さ：弱い推奨，エビデンスの確信性：低〕
排痰手技を併用した体位ドレナージ	・体位ドレナージが有効であるとする科学根拠があるのは無気肺，分泌物（もしくは血液）の貯留など，ごくわずかの場合に限られており，ARDSでもそのような場合でのみ適応となる ・頭低位などの極端なドレナージ体位は推奨できない ・軽打法の施行に伴う疼痛や重症不整脈などの合併症が高率に発生することから，ARDSでは軽打法の併用は推奨できない ・徒手的に胸郭に圧迫を加える手技の有効性は示されていない
吸入療法（エアロゾル療法）	・人工呼吸管理中のエアロゾル療法では，ネブライザーを用いて気管支拡張薬，喀痰溶解薬，抗菌薬が投与されることがあるが，ARDS患者の有効性は証明されておらず，感染の機会となることが指摘されているので，投与しないほうがよい
早期モビリゼーション	・呼吸器不全に対する早期モビリゼーションの効果を示す論文がいくつか紹介されている

表4　慢性閉塞性肺疾患（COPD）に対する運動療法の推奨レベル

コンディショニング	全身持久力トレーニング	筋力（レジスタンス）トレーニング	ADLトレーニング
＋＋	＋＋＋	＋＋＋	＋＋

＋＋：適応である，＋＋＋：適応であり有用性を示すエビデンスが示されている

する世界各国のCOPD診療ガイドラインにおいて強く推奨されている．わが国においても呼吸リハビリテーションマニュアル，COPD診療ガイドライン，理学療法診療ガイドライン（COPD）にまとめられている．

1．呼吸リハビリテーションマニュアル—運動療法[7]

　わが国における呼吸リハビリテーションのバイブルといっても過言ではない．日本呼吸ケア・リハビリテーション学会，日本呼吸器学会，日本リハビリテーション医学会，日本理学療法士協会によってまとめられた呼吸器疾患に対する運動療法のマニュアルであり，第1版（2003年発刊）はCOPDに対する運動療法が主体であったが，第2版ではCOPD以外の呼吸器・呼吸器関連疾患の解説が加えられ，急性期や回復期，術後回復期などの領域に関する運動療法の概念，考え方，実践方法，身体活動の維持・向上を目的としたコンディショニングの考え方などが新たに加わった．表4にCOPD患者に対する各介入の推奨レベルを示し

第 Ⅱ 章　PDCA 理論で学ぶ呼吸器疾患理学療法

表 5　慢性閉塞性肺疾患（COPD）に対する呼吸リハビリテーション，身体活動性に対する介入，セルフマネジメント教育のポイント

呼吸リハビリテーション
・呼吸リハビリテーションは，COPD の呼吸困難の軽減，運動耐容能の改善，健康関連 QOL の改善に有効である
・薬物療法，酸素療法など，ほかの治療に加えて呼吸リハビリテーションを実施すると上乗せ効果が得られる
・運動療法とセルフマネジメント教育は，呼吸リハビリテーションの中核である
・身体活動レベルを維持させることが重要である
身体活動性に対する介入
・身体活動には，日常におけるすべての身体の動きが含まれる
・身体活動性が高いことは，生命予後が良好であることをはじめ，多数の臨床メリットと関連している
・身体活動性を高めるには，行動変容を促す動機づけや強化の要素が必要である
セルフマネジメント教育
・セルフマネジメント教育は，COPD 患者の息切れを軽減，健康関連 QOL を改善させ，呼吸器に関連した入院を軽減する
・患者と協働で作成する安定期および増悪期のアクションプラン（行動計画）は，セルフマネジメント能力を向上させるうえで有用である

たが，いずれの項目においても高い推奨レベルが示されている[7]．

2．慢性閉塞性肺疾患（COPD）診療ガイドライン 2018[5]

　COPD の疾患概念，病態，診断，治療について参考になる事項や手順が示されたガイドラインである．呼吸リハビリテーションは安定期の管理〔非薬物療法〕に記載されており，重要点として**表 5**の項目があげられている[5]．この診療ガイドラインでは，運動療法はもちろんのこと，身体活動量およびセルフマネジメント教育の重要性が強調されており，その意義・効果・介入のポイントが示されている．

3．理学療法診療ガイドライン（COPD）[8]

　慢性安定期にある COPD に対する呼吸理学療法の診療ガイドラインであり，呼吸理学療法に関する基本手技，適応，考え方，科学的根拠と推奨内容について示されている．特に第3 章には，安定期 COPD を対象とした呼吸理学療法を行う場合の各評価および効果指標が推奨グレード付きで示されており，第 4 章では理学療法介入の推奨グレードとエビデンスレベルが示されている（**表 6**）[8]．

間質性肺炎

　間質性肺炎（IP：interstitial pneumonia）は，主に肺胞隔壁を炎症の場とする疾患の総称であるが，その病理像は多彩であり，原因には薬剤，無機・有機粉じん吸入などによる場合や，膠原病やサルコイドーシスなどの全身性疾患に付随して発症する場合，さらに原因が特

1. 運動療法・リハビリテーションのエビデンス

表6 慢性閉塞性肺疾患（COPD）に対する理学療法介入の推奨グレードとエビデンスレベル

理学療法介入	推奨グレード	エビデンスレベル
・リラクセーション	B	3
・呼吸練習		
①横隔膜呼吸	C	4a
②口すぼめ呼吸	B	4a
②その他の呼吸法	B	4a
・気道クリアランス法	B	1
・呼吸筋トレーニング		
①単独効果	B	1
②運動療法との併用効果	B	1
③使用する器具，負荷強度，頻度	B	1
・胸郭可動域練習	C	4a

推奨グレードB：行うように勧められる科学的根拠がある
推奨グレードC：行うように勧められる科学的根拠がない
1：システマティック・レビュー/ランダム化比較試験（RCT）のメタアナリシス
3：非RCTによる
4a：分析疫学的研究（コホート研究）

表7 間質性肺炎（IP）に対する運動療法の推奨レベル

コンディショニング	全身持久力トレーニング	筋力（レジスタンス）トレーニング	ADLトレーニング
＋＋	＋＋	＋	＋＋

＋：適応が考慮される，＋＋：適応である

定できない特発性間質性肺炎（IIPs：idiopathic interstitial pneumonias）などがある[10]．間質性肺炎は症例によって症状や経過が大きく異なり，なかには進行性で，予後不良となることも少なくない．

　間質性肺炎に対する運動療法の効果は2014年のコクランレビューのメタ解析で報告されており，呼吸困難，運動耐容能，健康関連QOLの短期効果の有効性は示されている[10]．わが国における運動療法のガイドラインは，先述した「呼吸リハビリテーションマニュアル―運動療法[7]」や「特発性間質性肺炎―診断と治療の手引き[9]」がある．

1．呼吸リハビリテーションマニュアル―運動療法[7]

　IPに対する運動療法介入の推奨レベルを**表7**に示す[7]．IPにおける各介入の推奨レベルは「適応である～適応が考慮される」レベルであるが，追記として「病型や重症度を考慮し介入する必要がある」とされており，病型，重症度，病態を考慮しながら慎重に対応する必要がある．

2．特発性間質性肺炎─診断と治療の手引き[9]

本ガイドラインにおいて IPF や非特異性間質性肺炎（NSIP：nonspecific interstitial pneumonia）に対する呼吸リハビリテーションのランダム化比較試験（RCT：randomized controlled trial）やメタ解析の結果が紹介されており，運動能力（6 分間歩行距離），呼吸困難，健康関連 QOL に効果があることが紹介されている．

まとめ

早期リハビリテーション，ARDS，COPD，IP に関する運動療法およびリハビリテーションの治療ガイドラインとエビデンスについて紹介した．各疾患の運動療法を行う際には，これらの治療ガイドラインを参考に運動療法を進める必要がある．

近年，呼吸器疾患の運動療法に関する質の高い RCT も散見されるようになり，エビデンスレベルや治療ガイドラインは，今後更に質の高いものに変わっていくものと期待される．臨床においては最新のエビデンスや治療ガイドラインを把握するとともに，それらの情報や知識をいかに臨床に結びつけるかが重要であると思われる．

文　献

1) Schweickert WD, et al：Early physical and occupational therapy in mechanically ventilated, critically ill patients：a randomized controlled trial. *Lancet* **373**：1874–1882, 2009
2) Kayambu G, et al：Physical therapy for the critically ill in the ICU：a systematic review and meta-analysis. *Crit Care Med* **41**：1543-1554,2013
3) 日本集中治療医学会（編）：集中治療における早期リハビリテーション─根拠に基づくエキスパートコンセンサス．医歯薬出版，2017
4) ARDS 診療ガイドライン 2016（http://www.jsicm.org/ARDSGL/ARDSGL2016.pdf）2018 年 9 月 17 日閲覧
5) 日本呼吸器学会 COPD ガイドライン第 5 版作成委員会（編）：COPD 診療ガイドライン 2018 第 5 版．メディカルレビュー社，2018
6) Rabe KF, et al：Global strategy for the diagnosis, management,and prevention of chronic obstructive pulmonary disease：GOLD executive summary. *Am J Respir Crit Care Med* **176**：532–555, 2007
7) 日本呼吸ケア・リハビリテーション学会，他（編）：呼吸リハビリテーションマニュアル 第 2 版─運動療法．照林社，2012
8) 慢性閉塞性肺疾患（COPD）理学療法診療ガイドライン（http://www.japanpt.or.jp/upload/jspt/obj/files/guideline/18_COPD_1.pdf）2018 年 9 月 17 日閲覧
9) 日本呼吸器学会びまん性肺疾患診断・治療ガイドライン作成委員会（編）：特発性間質性肺炎─診断と治療の手引き 改訂第 3 版．南江堂，2016
10) Dowman L, et al：Pulmonary rehabilitation for interstitial lung disease. *Cochrane Database Syst Rev* **6**：CD006322, 2014

必ず遭遇するスタンダード症例の攻略

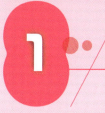

慢性閉塞性肺疾患の運動療法

◆野添匡史[*1]

Summary

安定期の慢性閉塞性肺疾患（COPD：chronic obstructive pulmonary disease）患者に対する運動療法を中心とした理学療法は，運動耐容能や労作時の呼吸困難感，健康関連QOLの改善に有効である．一方，疾患管理上において重要視されている増悪予防には，身体機能の改善だけでなく身体活動量の増加が必要になる．ここでは，COPD患者に対して実施する一般的な運動療法の方針と身体活動量の増加につながる取り組み方法について解説する．

Key Words

慢性閉塞性肺疾患（COPD），運動耐容能，呼吸困難感，健康関連QOL，身体活動量

基礎的情報と医学的情報

診断名：慢性閉塞性肺疾患（COPD）
年齢・性別・身長・体重・BMI：81歳，男性，165 cm，50 kg，18.3 kg/m^2．
嗜好：5年前まで喫煙（1箱/日）し，飲酒は機会飲酒程度であった．
現病歴：某年1月に発熱・呼吸困難感を認め，A病院に受診し，肺炎およびCOPD急性増悪の診断で入院となった．抗菌薬や酸素療法を中心とした加療にて1週間で退院し，退院後も同病院にて外来フォロー中であった．退院3カ月後の外来診察において，以前と比べて呼吸困難感が増強し，自宅に引きこもりがちとなっているこ

[*1] Masafumi Nozoe／甲南女子大学 看護リハビリテーション学部

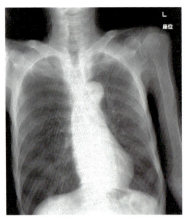
図1 胸部X線

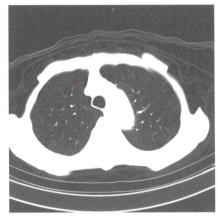
図2 胸部CT

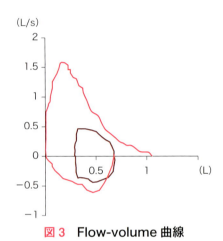
図3 Flow-volume 曲線

とが判明した．同日，主治医より外来での呼吸リハビリテーション実施の依頼があった．

既往歴：胃癌（5年前に幽門側胃切除術し，その後は再発なし），脳梗塞（2年前に発症し，後遺症なし）．

医学的情報

①**胸部X線**：全般的に肺野の透過性亢進，滴状心，横隔膜平定化が認められる（**図1**）．

②**胸部CT**：上葉には全般的な気腫性変化に伴い透過性亢進が認められている（**図2**）．

③**呼吸機能検査**：努力肺活量（FVC：forced vital capacity）1.12 L，予測肺活量（% FVC）35%，1秒量（FEV_1：forced expiratory volume one second）0.72 L，1秒率（FEV_1/FVC）64.3%，予測1秒量（% FEV_1）28.9%，flow-volume 曲線は下に凸の形状，呼気流量制限なし（**図3**），閉塞性換気障害を呈していた．GOLD 分類（**表1**）はⅣ（最重症）．

④**動脈血ガス分析**：pH 7.219，動脈血二酸化炭素分圧（$PaCO_2$）2.8 mmHg，動脈血酸素分圧（PaO_2）78.1 mmHg，重炭酸イオン（HCO_3^-）25.1 mEq/L，過剰塩

表1 GOLD分類

病期		特徴
Ⅰ期	軽度の気流閉塞	%FEV$_1$≧80%
Ⅱ期	中等度の気流閉塞	50%≦FEV$_1$<80%
Ⅲ期	高度の気流閉塞	30%≦FEV$_1$<50%
Ⅳ期	きわめて高度の気流閉塞	FEV$_1$<30%

気管支拡張投与後の1秒率（FEV$_1$/FVC）70%未満が必須

　　基（BE）2.8 mEq/L，Ⅱ型呼吸不全を呈していた．
- ⑤**血液・生化学検査**：アルブミン 2.8 g/dL，クレアチニン 0.7 mg/dL，ヘモグロビン 14.8 g/dL，C反応性蛋白（CRP）0.8 mg/dL．

治療方針と治療経過：COPD の治療として，吸入薬である気管支拡張薬（長時間作用型抗コリン薬：スピリーバ® 2.5 μg レスピマット® 60吸入）2吸入を1日1回行っている．また，脳梗塞の再発予防として，抗血小板薬（75 mg プラビックス®錠）を1日1錠内服している．

社会的情報：職業は無職．家族は妻と長男家族（息子，嫁，孫2人）の6人暮らし．本人の居室および寝室は1階にある．

初期の理学療法評価と臨床推論

初期の理学療法評価

- **フィジカルアセスメント**（**図4**）：視診および触診は，呼吸数 14回/分，呼気延長＋，胸鎖乳突筋・斜角筋の肥大＋，樽状胸郭＋，呼気時の腹筋活動＋，Hoover's徴候＋．打診は，上肺野を中心に鼓音＋．聴診は，副雑音なし，全肺野において肺胞呼吸音減弱．
- **呼吸困難**：修正MRC息切れスケール（mMRC scale：modified medical research council dyspnea scale）は2（息切れがあるので，同年代の人より平坦な道を歩くのが遅い，あるいは平坦な道を自分のペースで歩いている時，息切れのために立ち止まることがある），修正 Borg scale は安静時3，労作時8．
- **経皮的動脈血酸素飽和度（SpO$_2$）**：安静時 96％，労作時最低 91％．
- **6分間歩行試験（6MWT：6-minutes walking test）**：歩行距離 260 m．
- **身体活動量**：平均歩数は 2,427歩/日．
- **筋力**：握力は右31 kg，左29 kg．膝伸展筋力（ハンドヘルドダイナモメーター）は右16.5 kg，左17.3 kg．
- **日常生活動作（ADL）**：Barthel index は100/100点，長崎大学呼吸器日常生活活動評価表（NRADL：The Nagasaki University Respiratory ADL questionnaire）

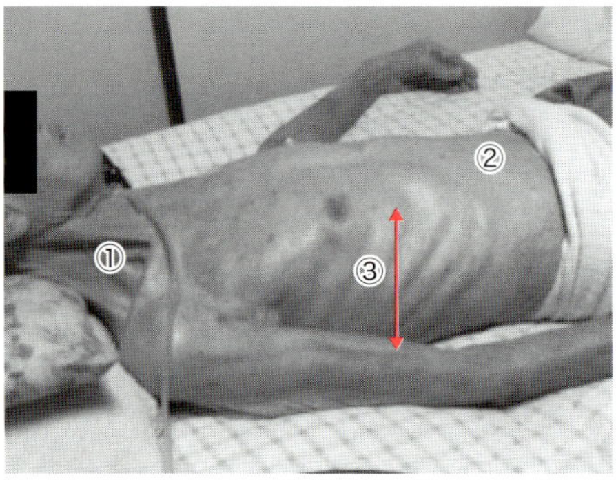

図4　フィジカルアセスメント
①胸鎖乳突筋・斜角筋の肥大，②呼気時の腹筋収縮，③樽状胸郭

は 63/100 点．
- 健康関連 QOL：CAT（COPD assessment test）は 23/40 点．
- 栄養評価：理想体重比（％ IBW：％ ideal body weight）は 83％，簡易栄養評価表（MNA®）スクリーニングは 9/14 点（低栄養リスクあり），下腿周径は右 27.0 cm，左 27.5 cm．

初期の臨床推論

- 呼吸機能は，GOLD 分類 4 で最重症，flow-volume 曲線においても下に凸の形状を呈しており，気流制限が存在していることが確認できる．
- フィジカルアセスメントにおいても，COPD 特有の気流制限症状（呼気延長，呼気時の腹筋活動），肺過膨張症状（胸鎖乳突筋・斜角筋の肥大，樽状胸郭，Hoover's 徴候）がみられ，労作時の呼吸困難感も非常に強い．また，下肢筋力，運動耐容能，身体活動量も低下しており，日常生活への影響（健康関連 QOL）も強く出現している．
- 日常生活はすべて自立しているが，呼吸困難感のために各動作時に時間がかかりやすく，特に入浴時の洗髪動作のような上肢を用いた動作で呼吸困難感は強くなる．

Point エキスパートへのワンポイント講座

▶ COPD 患者は，慢性の気道炎症によって気流制限を招き，労作時に呼吸困難感が増強しやすい．

▶ 安定期 COPD の管理方針は，この気流制限を軽減し，QOL を改善することで身体活動量を維持して COPD の増悪を予防することである．

▶ COPD の増悪は気流制限を進行させ，死亡率の増加原因になるため，その予防は重要である．

▶ COPD の気流制限の治療には，主に抗コリン薬や β 刺激薬を中心とした気管支拡張薬が用いられる．

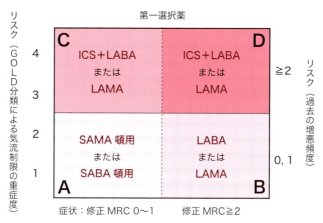

図5 慢性閉塞性肺疾患（COPD）の総合的評価に基づいた治療方針の決定
SAMA：短時間作用型抗コリン薬，SABA：短時間作用型β₂刺激薬，LAMA：長時間作用型抗コリン薬，ICS＋LABA：吸入ステロイド＋長時間作用型β2刺激薬配合薬

- ▶GOLDガイドライン[1]では，重症度に加えて，増悪頻度，呼吸困難感（mMRC），健康関連QOL（CAT）を用いて，気流制限に対する治療方針が決まる（図5）．
- ▶身体活動量は，近年注目されている指標であり，COPDの管理目標である増悪予防のためには，身体機能の維持・改善だけでなく，身体活動量を維持・増加させることが重要と考えられている．

理学療法PDCAサイクルから考える臨床推論

理学療法計画（Plan）

1．問題点の抽出
- 呼吸困難感の増強に伴う身体機能および身体活動量の低下．

2．理学療法の目標設定
- 運動耐容能の改善．
- 身体活動量の増加．
- 急性増悪の予防．

3．考えられるリスク
- 運動時における呼吸困難感の増強．

臨床推論

1．ゴール設定
- 本症例は，強い気流制限を原因とした労作時呼吸困難感が生じ，身体活動量が制限されることで運動耐容能の低下を招いている可能性が高い．
- ADLの自立度は高いため，労作時呼吸困難感が軽減すれば，QOLの改善も見込

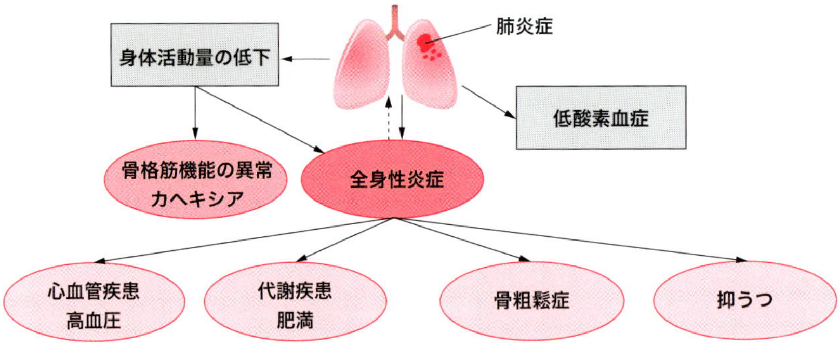

図6 身体活動量の低下と各種病態との関連性

まれる.
- 脳梗塞の合併はあるが，あきらかな神経症状はないため，呼吸困難感の軽減が図れれば身体活動量は向上すると考えられる．

2．運動時の呼吸困難感増強に対する配慮
- 気流制限が強く，労作時呼吸困難感も増強しやすく，胸鎖乳突筋や斜角筋といった呼吸補助筋群の肥大がみられることからも，労作時には動的肺過膨張を呈し，結果的に呼吸困難感を増強させている可能性が高い．
- 動的肺過膨張は，呼吸困難感を増強させるだけでなく，循環機能にも影響を与え，身体活動の阻害因子となる．
- 身体活動量の低下は，COPDの特徴である全身性炎症を増強させるリスクとなる（図6）．

3．増悪予防のポイント
- 増悪予防は，COPD管理の最も重要な課題の一つであるが，理学療法や身体活動量の増加だけでは回避困難である．
- 増悪予防の基本は，ワクチン接種による感染症の合併予防である．インフルエンザワクチンや肺炎球菌ワクチンを中心とした予防接種については，患者教育としても徹底しておく必要がある．
- 栄養状態は身体機能に関連するだけでなく，予後でも強い影響を及ぼす．栄養状態を良好に保つように，栄養指導および栄養療法を行い，免疫機能を維持・改善し，増悪の予防につなげる．

エキスパートへのワンポイント講座

▶ 気流制限の程度と呼吸困難感の程度には個人差があり，気流制限が軽度であっても，本症例と同程度の呼吸困難感が生じている場合も多い．そのような場合は，呼吸困難感に対して呼吸機能の低下よりも身体機能の低下の影響が強い可能性が示唆され，運動療法を中心とした理学療法がより効果的な場合が多い．

▶ COPDでは抑うつ状態を招くことが多く，このような心理状態も呼吸困難感を増

強させる一因になる．そのため，心理面の評価〔例えば，hospital anxiety and depression scale（HADS）〕も必要に応じて行い，呼吸困難感の要因を多面的に評価しておくことが重要である．

理学療法計画の実行（Do）

1．コンディショニング
- 呼吸トレーニング（口すぼめ呼吸）．
- 胸郭可動域練習（呼吸介助法）．

2．運動療法
- 全身持久力トレーニング（歩行車を用いた平地歩行）．
- 筋力トレーニング（下肢は自重によるスクワットおよびヒールレイズ，上肢は座位でダンベルを用いた非支持上肢トレーニング）．

3．リスク管理
- 運動療法の実施当初は，SpO_2と呼吸困難感（修正Borg scale）をモニタリングし，著明な呼吸困難感の増強および低酸素血症の増悪に注意する．
- 運動療法は，低負荷・低頻度・短時間から開始し，運動継続が可能なことを確認しながら，徐々に負荷・頻度・時間を延長していく．

4．ADL動作指導
- 呼吸困難感が増強しやすい動作における呼吸法の指導，動作方法の指導，環境設定を行う．

5．身体活動に対する指導
- 身体活動量をフィードバックすることで行うセルフモニタリング法を指導する．

臨床推論

- 本症例は強い気流制限および肺過膨張により，呼吸困難感が増強しやすいという特徴がある．そのため，運動療法を行う前にコンディショニングとして呼吸困難感を軽減する介入を実施する必要がある．
- 本症例のように横隔膜が平低化した場合，呼吸トレーニングとしての横隔膜呼吸は無効な場合が少なくない．そのため，本症例は口すぼめ呼吸の練習を主眼に選択した．
- 一回の理学療法プログラムにおけるコンディショニングと運動療法の比率は，図7 に準じて能力の改善に合わせて調整する必要がある．本症例は，呼吸困難感が強いことからも，当初はコンディショニングの割合を多く実施することとした．
- 全身持久力トレーニングでは，歩行車を用いた平地歩行練習を行うこととした（図8）．
- 6MWTが350m未満のCOPD患者では，歩行車を用いて上肢を固定した状態で全身持久力トレーニングを行うと，労作時呼吸困難感の軽減が期待でき，運動を継続しやすくなり，結果的に運動療法の効果が得られやすくなる．

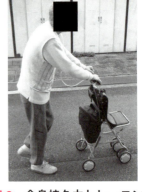

図7 理学療法開始時におけるプログラム構成（文献2）より改変引用）

図8 全身持久力トレーニング

- 洗髪時に呼吸困難感が増強しやすいことからも，上肢の筋力トレーニングは座位および非支持位で行う．これは動作特異性の原則に則った考え方である．
- ADL動作指導として，洗髪時には体を起こし，片手で頭を傾かせながら行う方法などを指導する．

 エキスパートへのワンポイント講座

▶呼吸困難感の軽減を図るためにコンディショニングは重要であるが，効果には個人差があり，かつその効果はわずかである．あくまで，運動の準備段階として行うものであり，プログラムの中心になるものではない．

▶全身持久力トレーニングは20分以上の実施が望ましいが，開始当初は10分程度から行うことで導入がスムーズになる．また，労作時呼吸困難感が強い場合は，インターバル形式で休憩をはさみながら行うことで，呼吸困難感の増強を防ぎながら同程度の運動効果が期待できる．

 理学療法計画の評価および検証（Check）

1．評価実施の理由

- 介入開始から6週目まで，週2回の外来にて運動療法を中心とした介入を実施した．
- 労作時呼吸困難感は軽減し（修正Borg scale 6），6MWTは305 mまで改善，NRADLも入浴および移動時の呼吸困難感が軽減することで68/100点まで改善が認められた．
- 労作時呼吸困難感や活動量計を用いた身体活動量（歩数）の測定では，2,921歩（平均）と大きな改善が認められていなかった．

2．身体活動量に対する再評価

- 図9で示したCOPD患者の身体活動量の増加方法に準じて，本症例における身体活動量の増加方策を再評価した．

1. 慢性閉塞性肺疾患の運動療法

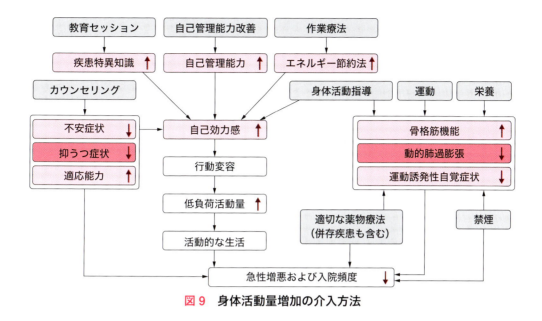

図9 身体活動量増加の介入方法

- 問診の中では，「歩いた時の息切れは減ったけど，また苦しくなってしまうんじゃないかという恐怖心がある」との返答があった．
- 活動量計を貸与し，歩数の確認方法は指導していたが，日々の歩数を確認する習慣はまだ定着していなかった．

臨床推論

- これまでの治療プログラムの実施効果として，運動耐容能が改善することで労作時呼吸困難感が軽減してきていると考えられた．
- 6MWTが300 mを超えると，屋外歩行が可能になる症例も多くなることから，本症例も活動範囲を広げ，身体活動量を増加できうるだけの身体機能に改善していると判断できた．
- それにもかかわらず活動量が増加していなかった要因として，呼吸困難感に対する恐怖心が強いことと，自己管理能力の向上に至っていないと判断できた．

エキスパートへのワンポイント講座

- ▶ 運動療法を中心とした理学療法は，COPD患者の運動耐容能および労作時呼吸困難感の軽減に非常に有効であり，古くからエビデンスが確立した手法でもある．特に運動習慣の少ない例では，導入当初の運動実施が難しい場合もあるが，継続すると効果が顕著に表れやすい．
- ▶ 他の疾患同様，COPD患者においても身体機能の改善と身体活動量の増加が直結しない例は少なくない．その場合，身体活動量を増加させるための取り組みを追加する必要がある．

27

理学療法計画の改善および再計画（Action）

1．理学療法の再計画
- 現状における身体機能改善の状況把握．
- 身体活動量増加の効果に関する教育．
- 身体活動量のセルフモニタリングの導入．

2．経　過
- 介入開始6週目は，身体機能の改善効果の提示，および身体活動量増加の効果に関する教育の実施，活動量計の結果を日記に書くよう指導した．
- 介入開始7週目は，活動量計の1週間の記録を持参してもらい確認し（平均3,029歩），翌週は前週の歩数の1〜2割増しを目安に指導した．
- 介入開始8週目は，活動量計の1週間の記録を再度確認し（平均3,811歩），結果に対して称賛を与えた．翌週は4,200〜4,500歩程度を目安に増加させることを指導した．

3．再評価結果（介入開始10週目）
- 6MWTは365 mまで増加した．
- 身体活動量は平均4,647歩/日となった．
- 膝伸展筋力は右21.3 kg，左22.4 kgと左右ともに改善した．
- NRADLは，屋外移動を中心にさらに改善が認められ74/100点となった．
- CATは，労作時呼吸困難感を中心に改善し14/40点となった．

 臨床推論

- 労作時呼吸困難感に対する恐怖心および不安感を取り除くために，身体機能の改善が明らかに認められていることを提示した．
- 身体活動量の増加が急性増悪の予防につながることを中心に，疾患管理に関する教育および指導を行った．
- 身体活動量に関する自己管理能力を高めるために，以前から使用している日記に日々の身体活動量を書き込み，外来時に確認を行いフィードバックするセルフモニタリング法を導入した．その結果，介入開始8週目には身体活動量が増加し始め，再評価時には4,000歩を超える活動量となった．
- 身体活動量の増加に加えて，運動耐容能，下肢筋力，ADL時の呼吸困難感が軽減し，健康関連QOLも改善がみられた．

 エキスパートへのワンポイント講座

▶ 身体活動量は疾患管理の中で身体機能以上に重要視されている．
▶ 身体機能の改善だけでなく，身体活動量の増加につながる介入を目指すことで，増悪予防およびQOLの改善につながる．

本症例を振り返って

　COPD 患者に対する運動療法を中心とした理学療法は，古くからその有効性が確立され，広く行われている．加えて，近年は身体活動量の重要性も認識され，COPD 患者の疾患管理の一つにあげられている．本症例も，一般的な理学療法によって運動耐容能，労作時呼吸困難感が改善したが，身体活動量の増加にはつながらなかった．経過途中より，疾病管理に関する教育と症例自身の自己管理能力を高めるような取り組みを追加した結果，身体活動量が増加しただけでなく，運動耐容能も大幅に改善した．安定期の COPD 患者に対する理学療法では，運動療法を中心に実施することは基本であるが，身体活動量の増加につながる視点や取り組みを加えることが増悪予防，QOL 改善に重要であると考えられる．

文　献

1) GOLD 日本委員会（監修）：慢性閉塞性肺疾患の診断，治療，予防に関するグローバルストラテジー 2011 年改訂版（https://goldcopd.org/wp-content/uploads/2016/04/GOLDReport2011_Japanese.pdf）2018 年 9 月 13 日閲覧
2) 日本呼吸ケア・リハビリテーション学会，他（編）：呼吸リハビリテーションマニュアル 第 2 版—運動療法．2012

必ず遭遇するスタンダード症例の攻略

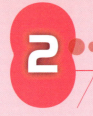

外科術前術後の呼吸理学療法
原発性肺癌症例に対する周術期理学療法

◆花田匡利[*1] ◆神津 玲[*1]

Summary

手術技術の進歩は，胸腔鏡補助下による低侵襲手術を可能とし，術後合併症の軽減や早期回復といった効果をもたらしている．その一方で，高齢者や併存疾患を有する患者への手術適応の拡大や高侵襲手術の適応症例も増加し，術後合併症を併発するリスクは依然として高い．そのため合併症予防の観点から，呼吸器外科領域における周術期理学療法の重要性が増しており，それに携わる理学療法士も多い．特に術後の呼吸器合併症は，臨床経過に大きな影響を及ぼすため，術前からのリスクの層別化が重要となる．本稿では，呼吸器外科の周術期における患者の病態を理解し，合併症予防に対する効果的な理学療法を提供できるように，症例を通じて解説する．

Key Words

肺癌，呼吸機能障害，術後の呼吸器合併症，呼吸理学療法，早期離床

基礎的情報と医学的情報

診断名：原発性肺癌（cStage ⅡA），慢性閉塞性肺疾患（COPD：chronic obstructive pulmonary disease），GOLD分類 ステージⅡ．
年齢・性別・身長・体重・BMI：60代，男性，166 cm，63 kg，22.9 kg/m^2
嗜好：喫煙20本/日，飲酒歴35年間，禁煙指数（BI：Brinkman index）700，飲酒量はビール500 mL/日．

[*1] Masatoshi Hanada, Ryo Kozu/長崎大学病院リハビリテーション部，長崎大学大学院医歯薬学総合研究科

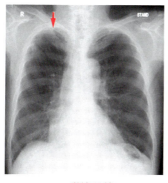
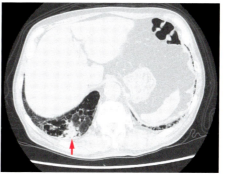

a. 単純X線　　　　　　　　　b. CT

図1　胸部画像所見（術前）

上肺野にて胸膜の肥厚（a：矢印）と肺野の透過性亢進を認める．また，肺野全体が過膨張し，肋間の開大および水平化を認める．胸部CT所見では，右S10領域に胸膜に接する辺縁不整な腫瘤影（b：矢印）を認め，肺野には多発するブラ（気腫性囊胞）も確認される

現病歴：1年前より粘稠な喀痰を認めるようになり，近医に受診した．胸部CTにて右下葉後肺底区（S10）に浸潤影を認めた．抗菌薬の投与にて経過観察していたが軽快せず，精査の結果から原発性肺癌と診断された．後述する胸部画像所見にて腫瘤影が増大傾向にあり，手術目的にて当院へ入院となった．

既往歴：高血圧，前立腺肥大症．

医学的情報（術前）

①**胸部画像所見**：単純胸部X線所見では，上肺野にて胸膜の肥厚と肺野の透過性亢進を認める．また，肺野全体が過膨張し，肋間の開大および水平化を認める．胸部CT所見では，右S10領域に胸膜に接する辺縁不整な腫瘤影を認め，肺野には多発するブラ（気腫性囊胞）も確認される（**図1**）．

②**肺機能検査**：努力肺活量（FVC：forced vital capacity）4.33 L，予測肺活量（%FVC）133.2%，1秒量（FEV_1：forced expiratory volume one second）2.87 L，予測1秒量（%FEV_1）77.8%，1秒率（FEV_1/FVC）66.4%，一酸化炭素肺拡散能（DLco：diffusing capacity of the lung for carbon monoxide）16.9 mL/min/mmHg，肺拡散能（%DLco）95.0%．

③**安静時心電図**：洞調律，虚血変化なし，不整脈なし，運動負荷時の変化は不明．

④**血液・生化学検査**：白血球数 9,310/μL，ヘモグロビン 15.2 g/dL，総たんぱく 7.8 g/dL，血清アルブミン 4.4 g/dL，C反応性蛋白（CRP）0.2 mg/dL，尿素窒素 15 mg/dL，クレアチニン 1.02 mg/dL，アスパラギン酸アミノトランスフェラーゼ（AST）50 U/L，アラニンアミノトランスフェラーゼ（ALT）76 U/L．

⑤**動脈血液ガス値（室内気）**：pH 7.43，動脈血酸素分圧（PaO_2）76.8 Torr，動脈血二酸化炭素分圧（$PaCO_2$）48.7 Torr，重炭酸イオン（HCO_3^-）32.3 mmoL/L．

治療方針と治療経過：併存症として，COPDに対しては近医より吸入ステロイド剤および長時間作動型吸入β2刺激剤（アドエア®）が処方され，1回/日の吸入投与

が実施されていた．なお，約2年前より禁煙はできている．また，高血圧に対してアンジオテンシンⅡ受容体拮抗薬（ミカルディス®）を服用しており，前立腺肥大については，特に治療は必要とせず，仕事も継続していた．今回，胸部画像所見にて腫瘍影が増大傾向にあり，そのため手術が第1選択となり，予定術式は胸腔鏡下での右下葉切除術である．

社会的情報：職業は会社員（建築技術職）．家族構成は，妻，息子2人（社会人，大学生）で，家屋環境は1階が駐車場および倉庫，2階が住居である．そのため階段昇降が必要であるが，運動習慣はない．

初期の理学療法評価と臨床推論

初期の理学療法評価

- **意識レベル**：清明，問題なし．
- **精神・心理機能および高次脳機能**：問題なし．
- **呼吸困難の評価**：修正MRC息切れスケール（mMRC scale：modified medical research council dyspnea scale）は1（平坦な道を早足で歩く，あるいは緩やかな上り坂を歩く時に息切れがある）．
- **身体所見**：安静時呼吸数17回/分．胸腹式呼吸様式で，呼吸補助筋群の収縮も認めず呼吸努力および陥没呼吸などもなし．ビヤ樽様胸郭および胸郭拡張性は左右差なく良好である．聴診上，気管支呼吸音，肺胞呼吸音も聴取可能であり，異常も認めないが，全肺野で肺胞呼吸音がやや減弱．咳嗽および喀痰は認めない．チアノーゼ，ばち状指，姿勢異常，その他の異常所見はない．
- **疼痛**：なし．**関節可動域**：制限なし．
- **筋力検査**：徒手筋力検査（MMT）は四肢すべて左右とも5．握力は右39.0 kg，左41.5 kg（デジタル握力計T.K.K.5401，竹井機器工業）．膝伸展筋力は利き足529N（固定用ベルト付き徒手筋力測定機器μ-Tas F-1，アニマ）．
- **術前の身体機能評価**：米国麻酔学会術前状態分類（ASA-PS：American Society of Anesthesiologists Physical Status Classification System）は1（無症状で社会活動の制限なし）．簡易身体能力バッテリー（SPPB：short physical performance battery）は12点（原点項目なし）．4 m歩行時間は3.5秒．5回起立時間は9.2秒．
- **運動耐容能評価**：6分間歩行試験（6MWT：6-minutes walking test）は歩行距離450 m，経皮的動脈血酸素飽和度（SpO_2）は97％（歩行前）→91％（歩行後最低値），最高脈拍数は134拍/分．終了時の自覚症状は，修正Borg scaleにて評価し，胸部疲労は6，下肢疲労は5．
- **病棟内の日常生活動作（ADL）**：Barthel indexは100（完全自立レベル）．

初期の臨床推論

1．原発性肺癌
- 右下葉の腫瘤影に対し，予定術式は右下葉切除術であるため，術後の吻合部が気管支断端瘻となる可能性も懸念された．

2．慢性閉塞性肺疾患
- 本来であれば，抗コリン薬（スピリーバ®など）が第一選択となるが，本症例では既往歴に前立腺肥大症を有し，そのため同薬剤の投与は禁忌であり，抗炎症作用とβ2受容体刺激薬の配合剤であるアドエア®が選択されていることが推察された．
- 血液ガス分析において，酸塩基平衡は問題ないが低酸素血症を認め，術後に酸素療法が必要になる可能性が考えられた．
- 聴診所見上，肺胞呼吸音の減弱を認め，呼吸機能検査にて閉塞性障害を認めることから術後の排痰困難が予想された．
- 6MWTにて労作後に有意なSpO_2の低下（EID：exercise induced desaturation）を認めており，肺葉切除により肺容量が減少することから術後に酸素療法が必要になる可能性も考えられた．

 ## エキスパートへのワンポイント講座

- 喫煙者は，非喫煙者に比べて術後の喀痰量が多く，粘液線毛輸送機能も障害されている．喫煙は術後の呼吸器合併症の独立危険因子とされている[1]．
- 高齢，喫煙，COPDなどは，術後で呼吸器合併症のリスクが高くなる[2]ことから，本症例は複数以上のリスク因子を有することとなり，術後に呼吸器合併症を発症するリスクは高いことが理解できる．
- 肺切除術後の呼吸器合併症は，高い死亡率と関連し，特に肺炎が悪影響を及ぼす[3]．
- 胸腔鏡の適応により低侵襲手術となっているが，標準開胸による肺切除術と同様に術後の呼吸機能は低下する[4]．
- 6MWTにてEIDを認めることから，COPDに有効とされる口すぼめ呼吸などの呼吸法との併用にて酸素化の回復の違いを把握する．これは術後早期離床を図るため，労作後の対策として呼吸法の有用性についても検討しておくためである．

理学療法PDCAサイクルから考える臨床推論

 ## 理学療法計画（Plan）

1．問題点の抽出
- 手術侵襲および肺葉切除による肺活量の減少．
- 閉塞性障害による気流閉塞．

- 咳嗽による排痰効果の減弱，排痰困難．
- 術創部痛．
- 運動耐容能の低下．
- 復職困難．

2．理学療法のゴール設定

- 術後の呼吸器合併症の予防．
- 早期歩行の自立．
- 運動耐容能の低下予防．
- ADL の早期自立．
- 復職．

3．考えられるリスク

- 気管支断端瘻．
- 肺容量の減少．
- 気流閉塞および術創部痛による排痰困難．
- 術後の呼吸器合併症．
- 呼吸困難の増強．
- EID．
- 臥床期間の延長．
- 身体活動量の低下．

臨床推論

1．ゴール設定

- 術前の ADL は完全自立レベルのため，術後も合併症予防に努め術前の状態まで回復が見込めると考えられた．
- 労作時に低酸素血症を認めるため，術後の体動時，容易に低酸素血症になる可能性があることが想定された．
- もし，術後合併症により臥床期間が延長した場合，運動耐容能および身体活動量の低下を引き起こす可能性が考えられた．
- 住居が 2 階ということもあり，退院前に階段昇降時の評価も必要と考えられた．
- 就学の子どももいるため，職場復帰は必要と判断した．

2．術後の呼吸器合併症へのリスク管理

- 術後早期は酸素投与されているため，労作時の酸素化の低下にも注意する必要がある．もし，労作時に低酸素状態が悪化する場合は，COPD もあるため主治医に相談し，労作時の酸素投与量について指示を仰ぐ必要が生じる可能性も示唆された．
- 離床前に，深吸気練習による残存肺の拡張促進を図るとともに，気道分泌物の有無についても確認が必要と考えられた．

- 聴診にて呼気時に断続性ラ音を聴取する場合は，気道分泌物の存在が予測され，術創部を保護し，術前より練習した自己排痰法を試みる必要があると考えられた．
- 呼気流速が不十分な場合は，セラピストによる口頭指示にて徒手的な呼吸介助手技および咳嗽介助法を併用しながら排痰を行い，良好な換気ができる状態にしてから離床を行う必要があると考えられた．

 ## エキスパートへのワンポイント講座

▶ 併存疾患にCOPDがある場合は，Ⅱ型呼吸不全の有無を把握し，容易な酸素投与量の増量はCO_2ナルコーシスになる危険性があるため，必ず確認するように心がける．

▶ 呼吸法や排痰法などのコンディショニングにて肺を良好な状態にすることで，積極的な離床や運動負荷にもつながるため，入念な評価および対応が必要である．

 ## 理学療法計画の実行（Do）

1．周術期理学療法の治療方針と治療経過

術前2日前の入院のため運動療法までは実施できなかったので，術後の呼吸器合併症を予防するために呼吸法練習（横隔膜呼吸，インセンティブスパイロメトリーによる深吸気練習）や自己排痰法〔自動周期呼吸法（ACBT：active cycle of breathing technique）〕を中心としたプログラムを施行し，手術当日まで頻回に練習するように指導した．手術は胸腔鏡下での右下葉切除術（手術時間171分，麻酔時間259分，出血量17 g）が施行され，術翌日より理学療法を開始した．早期離床を中心に遂行し，その実施前に呼吸理学療法（呼吸法，排痰法）を施行し，排痰および換気促進を図りながら離床を行った．

2．呼吸器外科に対する周術期理学療法

1）術前の理学療法
- コンディショニングとして，呼吸練習，自己排痰法，術創部保護固定による咳嗽法を指導．
- ADLトレーニング（術創部を保護した起床方法など）．

2）術後の理学療法
- 呼吸理学療法（呼吸法，排痰法）．
- 早期離床（端座位，立位，歩行練習）．
- 運動療法（有酸素運動として，歩行練習，エルゴメーター）．
- 階段昇降練習．

3．オリエンテーションおよび呼吸指導

- 術後の呼吸器合併症予防のために，術前より周術期呼吸理学療法の必要性について説明し，その目的について十分な理解を得るように努めた．これは，患者と理学療法士の信頼関係の構築を図るうえでも重要となる．

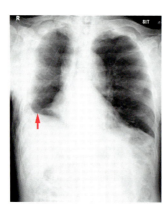

図2 胸部X線（術後1日目）
　主気管支の患側偏位を認め，右肺下葉切除により右肺上葉の代償性の過膨張を認める．また右下肺野にて胸水貯留（矢印）と右残存肺に肺野全体的な透過性の低下を認める．胸腔ドレーンは肺尖部に留置され，広範な皮下気腫も存在する

- 横隔膜呼吸は，背臥位にて膝立て位でゆっくり吸気しながら腹部を挙上させるように意識させた．
- インセンティブスパイロメトリーは，周術期においては容量タイプを選択し，横隔膜呼吸と同様に，ゆっくり吸気量を確保するように指導した．
- 自己排痰法は，通常の呼吸と深吸気，強制呼出のハフィングを繰り返す方法で，声門を開いたまま胸腔内圧を高めることなく，呼気努力させることで呼気流速を変化させながら気道分泌物の排出促進を図る方法であり，術創部痛を誘発せずに排痰できるため，頻回の練習を促した．
- 咳嗽時，手で術創部を固定させ術創部痛の誘発を防ぐことを指導し，自己排痰法の習得による術後の自己管理能力の向上を図るために行った．

4．術後の早期離床および運動療法時のリスク管理

- 術後は早期離床を優先させ，実施時には血圧および心拍数を定期的にモニタリングし，患者の自覚症状にも注意しながら実施した．
- 手術侵襲後2〜3日で炎症反応が沈静化すると，利尿期（リフィリング）となるため，経時的な水分バランスの把握に努めた．
- 呼吸循環動態および自覚症状が安定し，自発的な体動が可能となれば，患者自身で積極的な離床も図り，早期のADL自立を目指した．
- リハビリテーション室での運動療法が可能となれば，酸素化などのモニタリングに注意しながら有酸素運動を行った．
- 家屋環境や職業から階段昇降は必須であり，胸腔ドレーンの抜去および酸素療法の終了を目安に，階段昇降練習も追加した．

5．胸腔ドレーンの観察

- 胸腔ドレーンの挿入部位を胸部X線および視診にて確認し，本症例の場合は側胸部から侵入して肺尖部に留置されている．広範な皮下気腫も存在していた（図2）．
- 肺瘻，気管支瘻などは，ドレーンからの空気漏出（リーク）の有無にて把握したが，術後2日目にはリークは消失した．
- 離床を実施する場合，持続吸引の必要性についても把握し，本症例の場合，術翌

日は，持続吸引が必要であったためポータブル型の吸引器を使用し，離床促進を図った．
- 水封室も確認し，呼吸性移動も確認できた．
- 胸部X線にて気胸線も認めず，皮下気腫の有無および経時的な範囲の縮小化を認めた．
- ドレーンからの排液を観察し，排液量および性状，色調に注意した．
- リークおよび排液に関しては，体動時に残存肺の位置により胸腔内のスペースが変化することからリークおよび排液量が増加することもあり，ドレーンからの情報に注意しながら進めた．

6．術創部への配慮
- 術側肩関節の関節可動域を確認して，創部痛の有無を評価し，残存肺の拡張を促す目的で，呼気時に両上肢を挙上するシルベスター法を利用した胸郭拡張を行った．
- 肺野全体にわたり呼気時に聴取される分泌物貯留音の存在を認めたため，中枢気道での分泌物貯留が疑われ，創部を徒手的に保護しながら排痰を試みた．

臨床推論
- 水封室の呼吸性移動が大きければ胸腔内の留置スペースの狭小化が，逆に呼吸性移動がなければドレーンの閉塞，胸壁への接触などが考えられる．
- ドレーン挿入部位周囲の皮膚も触診し，皮下気腫の有無および経時的な範囲の拡大は認めなかったため，リークの消失および皮下気腫の狭小化から脱気は良好と判断した．
- 利尿期になると，血管透過性が亢進し血管内から組織へ貯留していた水とナトリウムが血管内に戻り尿量が増加し，循環血液量も維持され安定してくることが推測された．

エキスパートへのワンポイント講座
▶ 近年，無作為の多施設共同研究において，理学療法士による術前の呼吸練習が術後の呼吸合併症予防に有用であるとの報告がなされ，今後ますます重要性が高くなる可能性がある[5]．
▶ 肺切除術後は，オピオイド系の鎮痛薬を使用することが多く，そのため自律神経への影響をきたし，めまいや嘔気，起立性低血圧の症状を呈しやすい[6]．
▶ しばしば発作性心房細動を伴うこともあり，急激な血圧低下に注意する．
▶ ドレーンからの脱気の異常があり皮下気腫の増悪を認める場合は，呼吸練習などで残存肺の拡張不全が進行する場合があるため，深吸気などの呼吸練習はいったん中止し，経過に合わせて進めていく．
▶ 強い創部痛の有無がある場合，異常発汗やめまいなど迷走神経反射により循環動態が不安定になる可能性があるため，モニタリングが重要となる．

37

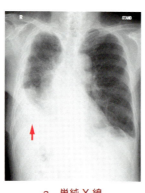
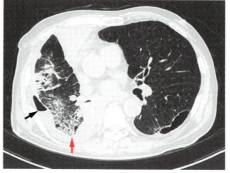

a．単純X線　　　　　　　　　　　　　b．CT

図3　胸部画像所見（術後5日目）

右肺野にて透過性低下認め，胸水貯留（a：色矢印）が確認される．胸部CTにて右残存肺の肺実質にてびまん性の浸潤陰影（b：色矢印）を認め，胸水の液面形成（b：黒矢印）も確認される

▶主観的評価にて気分不良，嘔気，目眩，不眠，異常発汗などの普段とは明らかに違う状態あるいは症状があれば，無理な離床は控える判断も必要である．

理学療法計画の評価および検証（Check）

1．評価実施

- 術創部痛があり，咳嗽時にnumerical rating scale（NRS）にて7と強い疼痛を認めた．
- 胸腔ドレーンからのエアリークと皮下気腫が改善され，術後4日目に胸腔ドレーンも抜去されて，残存肺の拡張も良好で状態は改善傾向にあった．
- 術後5日目に胸部CT所見にて右残存肺に浸潤陰影を認め，38℃台の発熱および黄色膿性痰も出現した．術後の肺炎を疑い抗菌薬の投与とともに，酸素投与（鼻カニューラにて1 L/min）が開始となったが，SpO_2は94％とやや低値であった（図3）．
- その後は，徐々に発熱が軽減し喀痰量も減少し，術後7日目に酸素投与が中止となった．
- 安静時の修正Borg scaleは2で労作時は4（ややきついレベル）と，労作時に呼吸困難を認めた．
- 病棟では，自由歩行を中心にSpO_2および心拍数をモニタリングしながら，自覚症状も修正Borg scaleは4程度に調整し，自己管理できるように指導した．
- リハビリテーション室での運動療法に移行してからは，エルゴメーターにて$SpO_2>90％$，およびカルボーネン法に基づいて目標心拍数を120 bpmと設定し，修正Borg scale 5以下になるように監視下にて実施した．
- 運動療法のFITT〔frequency（頻度），intensity（強度），time（持続時間），type（種類）〕として，頻度は1回/日，強度は20 W程度から徐々に増強し，施

行時間は40分間，エルゴメーターを選択して実施した．
- 階段昇降は，監視下で20段程度行った結果，SpO_2 94％，修正Borg scaleは4であり，連日確認した．

臨床推論
- 術後4日目までは合併症の存在も認めず，順調な回復が図れていたものと推測された．
- 術後5日目に黄色膿性痰を認め，術後の肺炎を併発した可能性があった．そのため徒手的介助手技および自己排痰法の励行などで排痰を促進し，合併症のさらなる増悪を防ぐ必要があると思われた．
- 術後の肺炎も疑われ，咳嗽時に強い術創部痛が誘発されていることから，効率よく排痰できていなかった可能性があり，術創部を保護しながらの咳嗽を監視下で確認する必要があると考えた．
- 術後7日目には，喀痰の性状が黄色から白色となり，喀痰量も減少していることから，良好な排痰および感染コントロールが得られていると推測された．また，酸素療法も中止となり，感染の収束と残存肺の拡散能が良好になったことが推測された．
- 労作時の呼吸困難は残存しており，臥床による機能低下（ディコンディショニング），気道感染による閉塞性障害の増強，および労作時における残存肺の十分な拡張がまだ得られていない可能性が示唆された．

エキスパートへのワンポイント講座
▶ 術後5日目に黄色膿性痰を認めていることから，バイタルサインの確認や聴診上の変化，痰の性状から経時的に気道感染の徴候を把握しておくことなどが重要である．
▶ 自己排痰法についても監視下で，術創部位の保護および深吸気から咳嗽まで正確かつ有効な方法で行えているかを指導する．

理学療法計画の改善および再計画（Action）
1．理学療法の再計画
- 呼吸練習と自己排痰法の確認および継続．
- 徒手的手技の併用による排痰の促進．
- 退院へ向けた積極的な運動療法の継続．
- 退院後のホームプログラムの立案．

2．経　過
- 術後6日目より，リハビリテーション室へ移行し運動療法を開始した．
- 術後7日目に酸素療法中止となり，院内ADLが完全自立となった．
- 術後10日目に全身状態も良好に回復され，自宅退院となった．

表1　各種検査結果

血液・生化学検査	術　前	術後 7 病日
白血球数（μL）	9,310	7,860
ヘモグロビン（g/dL）	15.2	11.4
総たんぱく（g/dL）	7.8	6.1
アルブミン，g/dL	4.4	3.5
C 反応性蛋白（mg/dL）	0.2	1.18
尿素窒素（mg/dL）	15	13
クレアチニン（mg/dL）	1.02	1.01
AST（U/L）	50	74
ALT（U/L）	76	43

動脈血液ガス分析（室内空気）	術　前	術後 7 病日
pH	7.43	7.45
PaO_2（Torr）	76.8	68.3
$PaCO_2$（Torr）	48.7	45.6
HCO_3^-（mmoL/L）	32.3	28.3

AST：アスパラギン酸アミノトランスフェラーゼ，ALT：アラニントランスアミナーゼ，PaO_2：動脈血酸素分圧，$PaCO_2$：動脈血炭酸ガス分圧，HCO_3^-：重炭酸イオン

3．再評価

- 各種の検査結果を**表 1** に示す．
- 術後理学療法の再評価（術後 7 日目）では，意識レベルは問題なし，精神・心理および高次脳機能は問題なし，呼吸困難感（mMRC scale）は 1～2 であった．胸部身体所見および身体機能評価を**表 2** に示す．

4．再評価の結果

- 聴診上，断続性ラ音聴取と白色痰の喀出を認めた．
- 血液・生化学検査の結果，炎症反応はやや高値であった．
- PaO_2 は有意に低値であった．
- 6MWT にて歩行距離の短縮，および終了時の酸素化の低下を認めた．

臨床推論

- 術後 5 日目に肺炎が疑われたため，徒手的介助手技の併用による排痰法を実施し，感染の収束と喀痰の性状も白色へ変化していることから，改善傾向にあると思われた．
- 術後 7 日目の評価では，炎症反応もやや高値で PaO_2 が術前より低値であり，断続性ラ音の聴取と白色痰の喀出を認めていることから，肺の炎症症状は持続しており，呼吸理学療法の継続は必要と推測された．
- PaO_2 の低下は，前述の理由のほかに，おそらく肺葉切除により肺容量の減少および呼気流速の低下の関係もあり，術後はさらなる閉塞性障害を示したと思われた．
- 右下葉切除により右胸郭の拡張性が悪くなり，左右差が顕著となった．

表2 胸部身体所見および身体機能評価（術前術後の比較）

評価項目	術　前	術後7日目
呼吸数	17回/分	22回/分
胸郭拡張差	左右差なし	右＜左
聴診所見	両肺ともに全体的にやや呼吸音減弱	右外側肺底区にて呼気終末時に断続性ラ音を聴取
咳嗽・喀痰	問題なし	咳嗽あり，喀痰は白色泡沫状粘液性痰を喀出
疼痛（NRS）	0：問題なし	4：右肩関節屈曲・外転160°付近から術創部痛あり
関節可動域	問題なし	関節可動域は問題ないが，上記の疼痛あり
筋力検査 ・MMT ・握力（右/左） ・膝伸展筋力	5（Normalレベル） 39.0/41.5 kg 529 N	5（Normalレベル） 38.5/40.5 kg 513 N
SPPB ・歩行時間 ・起立時間	12点 3.5秒 9.2秒	11点（タンデム立位にて減点） 4.3秒 11.3秒
6MWT ・歩行距離 ・SpO_2 ・最高脈拍数 ・修正Borg scale（胸部/下肢疲労）	450 m 97→91% 134 bpm 6/5	390 m 97→87% 145 bpm 7/6
ADL（Barthel index）	100	100

NRS：numerical rating scale，MMT：徒手筋力検査，SPPB：short physical performance battery，6MWT：6分間歩行試験，SpO_2：経皮的動脈血酸素飽和度

- 6MWTにて歩行距離の短縮および終了時の酸素化の低下を認めたことから，手術の影響であると推測された．
- もともとCOPDも有しており，復職を考慮すれば運動耐容能の向上は重要で，長期的な視点での運動習慣の習得が必要と考えられた．
- リハビリテーション室ではエルゴメーターを使用したが，歩行練習にて退院後の運動療法継続のFITTを考慮したホームプログラムを立案する必要があると考えられた．

 ## エキスパートへのワンポイント講座

▶近年，COPDにおける6MWTの臨床最小有効値（MCID：minimum clinically important difference）は25〜35 mとされており[7]，本症例においては有意な低下を認めている．

▶本症例の場合，COPD もあり最終評価にて 6MWT の有意な低下も認められ，運動療法の継続が COPD の管理にも有用と判断されるため，集中的外来リハビリテーションが必要である．

▶外来通院プログラムが難しければ，呼吸リハビリテーションの継続が可能な近医への加療を勧めることも，COPD の増悪予防のために考慮する必要がある．

本症例を振り返って

今回，COPD を併存する肺癌患者の肺切除術周術期における理学療法の実際を紹介した．肺癌の主要なリスク因子には喫煙があるため，肺癌患者は術前から COPD を併存していることが少なくない．そのため，術後の呼吸器合併症を併発するリスクは高く，術後の理学療法に難渋することも多々経験する．最近，胸腔鏡下手術の導入によって手術侵襲が軽減した結果，早期離床が可能となり，その恩恵で多くの患者が問題なく回復する一方で，術後経過に難渋する患者が存在することも事実である．したがって，患者背景や呼吸機能，身体機能から総合的にリスクの層別化，介入の個別化を図ることが求められる．

本症例では，術後の呼吸器合併症の発症リスクが高く，それに備えて術前の理学療法，さらには術後の早期離床を中心とするプログラムを積極的に展開した．このような慢性呼吸器疾患を併存している肺切除術後では，肺容量が減少し呼吸予備能が低下しやすく，場合によっては基礎疾患の急性増悪が惹起されて致命的な状況になりかねない．肺切除術後の理学療法では，急性増悪の予防も見据えたうえでの関わり，さらには回復期運動療法の継続，あるいは退院後の生活状況を踏まえた運動指導を考慮する必要がある．

文　献

1）Yamashita S, et al：Effect of smoking on intraoperative sputum and postoperative pulmonary complication in minor surgical patients. *Respir Med* **98**：760–766, 2004

2）Agostini P, et al：Postoperative pulmonary complications following thoracic surgery：are there any modifiable risk factors? *Thorax* **65**：815–818, 2010

3）Algar FJ et al：Predicting pulmonary complications after pneumonectomy for lung cancer. *Eur J Cardiothorac Surg* **23**：201–208, 2003

4）MF Olsen：Chest physical therapy in surgery：a theoretical model about who to treat. *Breathe* **1**：309–314, 2005

5）Boden I, et al：Preoperative physiotherapy for the prevention of respiratory complications after upper abdominal surgery：pragmatic, double blinded, multicentre randomised controlled trial. *BMJ* **360**：j5916, 2018

6）Hanada M, et al：Incidence of orthostatic hypotension and cardiovascular response to postoperative early mobilization in patients undergoing cardiothoracic and abdominal surgery. *BMC Surg* **17**：111, 2017

7）Holland AE, et al：The return of the minimum clinically important difference for 6-minute-walk distance in chronic obstructive pulmonary disease. *Am J Respir Crit Care Med* **187**：335–336, 2013

よく迷い苦しむ難渋症例の攻略

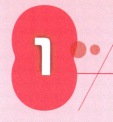

人工呼吸器から離脱が困難な症例

◆山下康次[*1] ◆高橋恭平[*1]

Summary

　近年，人工呼吸器装着患者の早期リハビリテーションは，多くの効果が認められ，非常に注目されている．その効果とは，早期にリハビリテーションを開始することにより，鎮静期間や人工呼吸器装着期間，集中治療室在室日数および在院日数が短縮し，退院時の身体機能が改善するとの報告によるものである．しかし，臨床では呼吸管理に難渋し，長期人工呼吸管理を要する症例を少なからず経験する．ここでは重症呼吸不全を発症し，人工呼吸および体外式膜型人工肺（ECMO）にて救命に成功して独歩を獲得した症例を解説する．

Key Words

急性呼吸窮迫症候群（ARDS），人工呼吸器，ICU-AW，MRC score，多職種（協働）

基礎的情報と医学的情報

診断名：入院契機傷病名は急性呼吸窮迫症候群（ARDS：acute respiratory distress syndrome），入院時併存合併症は急性間質性肺炎の疑い，入院後発症傷病名はステロイドミオパチー．

年齢・性別・身長・体重・BMI：56歳，女性，156 cm，57 kg，23.4 kg/m^2

現病歴：会社の同僚によって全身脱力により身動きができない状態で発見され救急要請となる．救急隊の接触時，意識レベル（GCS：Glasgow Coma Scale）15（E4V5M6），

[*1] Kouji Yamashita, Kyouhei Takahashi／市立函館病院 中央医療技術部 リハビリ技術科

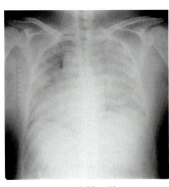 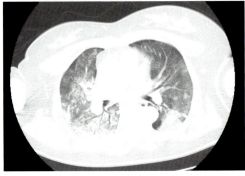

a. 胸部X線　　　　　　　　　　b. 胸部CT

図1　入院時の胸部X線およびCT所見

呼吸回数30回/分，経皮的動脈血酸素飽和度（SpO₂）96％（リザーバーマスク10L/分投与下），血圧は収縮期123 mmHg，拡張期74 mmHg，平均90 mmHg，心拍数108回/分，体温36.0℃，構音障害，右口角下垂を認め，右Barre徴候（疑陽性）であった．ドクターヘリを要請し，ランデブーポイントより当院救命救急センターへ搬送となる．

搬入時経過：GCS 15（E4V5M6），呼吸回数21回/分，SpO₂ 90％（リザーバーマスク10 L/分投与下），血圧は収縮期119 mmHg，拡張期75mmHg，平均90 mmHg，心拍数105回/分（洞調律），体温36.6℃，構音障害は消失し，四肢麻痺は認めなかった．呼吸音は，両側肺において呼気で高音性連続性ラ音（wheeze），吸気で捻髪音（fine crackle）を認めた．両側大腿部には，網状斑を認めたが末梢動脈の触知は良好であった．

搬入後経過：リザーバーマスクによる換気においても酸素化が保てないため，フェンタニルで鎮痛，プロポフォールで鎮静を行い，気管内挿管後に人工呼吸管理となった．人工換気設定は，気道圧開放換気（APRV：airway pressure release ventilation）モードで，吸入気酸素濃度（F_IO₂：fractional concentration of inspired oxygen）0.8，呼気終末陽圧（PEEP：positive end-expiratory pressure ventilation）high 28/low 0 cmH₂Oであった．挿管時の血液ガス所見は，pH 7.317，二酸化炭素分圧（PCO₂）33.3 mmHg，動脈血酸素分圧（PaO₂）32.6，PaO₂/F_IO₂ ratio（P/F ratio）40.75であった．

既往歴：高血圧．

医学的情報

①**胸部X線所見（図1 a）**：両側肺野の透過性は著明に低下していた．心胸郭比は51％，肋骨横隔膜角（CPR：costophrenic angle）はsharpであった．

②**CT所見（図1 b）**：頭部CTでは，明らかな頭蓋内病変は認めず，体幹部CTでは両肺にスリガラス様の濃度上昇および浸潤影を認めた．また，末梢気管拡張および血管陰影の増強を認めた．胆肝膵系には，異常を指摘する所見は認めな

かった．消化管には病的壁肥厚や拡張は認めず，腎尿路にも明らかな異常所見はなかった．胸水および腹水も認めなかった．

③ **生化学検査**：総ビリルビン（TB）0.7 mg/dL，総たんぱく 6.1 g/dL，アルブミン（Alb）3.2 g/dL，アスパラギン酸アミノトランスフェラーゼ（AST）259 IU/L，アラニン・アミノトランスフェラーゼ（ALT）147 IU/L，アミラーゼ（AMY）111 IU/L，尿素窒素（BUN）23.1 mg/dL，クレアチニン（Cr）0.74 mg/dL，ナトリウム（Na）141 mEq/L，カリウム（K）4.0 mEq/L，クロール（Cl）106 mEq/L，カルシウム（Ca）8.4 mg/dL，クレアチンキナーゼ（CK）166 IU/L，C反応性蛋白（CRP）9.22 mg/dL，クレアチンキナーゼMB分画（CK-MB）16.2，脳性ナトリウム利尿ペプチド（BNP）22.7，ミオグロビン（Mb）92.4，心筋トロポニン（TnI）140.8．

④ **血清**：白血球 $4,900×10^2/\mu$，ヘモグロビン 5.2 g/dL，ヘマトクリット（Ht）46.4%，血小板数（PLT）$14.2×10^4/\mu$．

⑤ **凝固**：活性化部分トロンボプラスチン時間（APTT）35.0 sec，プロトロンビン（PT）12.0 sec，プロトロンビン時間国際標準化（PT-INR）1.01，フィブリノゲン（FiB）293 mg/dL，D-ダイマー（D-dimer）3.7 μg/ml．

治療方針と治療経過：救急科（救急医）では，挿管人工呼吸管理後は循環および呼吸を含めた全身管理を目的にて救急科入院となった．また，ステロイドパルス療法（1,000 mg/日）を3日間実施予定とした．人工呼吸管理は，呼吸状態に応じ F_IO_2 および PEEP の漸減を目的とした．リハビリ技術科（リハ専門医）では，理学療法は酸素化の状況に応じて呼吸リハビリテーションの介入および二次的合併症の予防を入院初日より開始した．

エキスパートへのワンポイント講座

▶ 人工呼吸器モードについて，APRV モードは，従来の換気モードでは改善しえない重度酸素化障害の病態改善に期待できる緊急避難的処置として注目されている．また，人工呼吸器関連障害を回避する役割としても期待されている．

初期の理学療法評価と臨床推論①
～集中治療室入室～体外式模型人工肺（ECMO）離脱まで～

初期の理学療法評価

- 挿管人工呼吸管理中であり，毎日鎮静剤の中断（DIS：daily interruption of sedation）を実施中であった．人工呼吸管理は，F_IO_2 は 0.55，モードは APRV，設定は PEEP high 28/low 0 cmH₂O，低圧時間（TL）0.5 sec であった．
- 動脈血ガス分析は，pH 7.451，$PaCO_2$ 31.4 mmHg，PaO_2 75.5，P/F ratio 137.27，

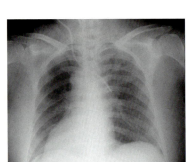
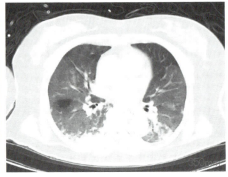

a. 胸部X線　　　　　　　　　　b. 胸部CT
図2　人工呼吸管理開始時の胸部X線およびCT所見

呼吸回数18回/分，SpO$_2$ 98％，胸部X線では透過性の改善を認め，胸部CTでは濃度の低下を認めた（**図2**）．呼吸パターンは，努力様呼吸は認めなかったものの，聴診にて全肺野に副雑音を認め，特に両背側は吸気終末にfine crackleを認めた．
- 循環器系は，循環作動薬（ノルアドレナリン：0.05γ）使用下にて，血圧は収縮期111 mmHg，拡張期70 mmHg，平均84 mmHg，心拍数は66回/分（洞調律）であった．
- 意識レベルは，鎮痛薬（フェンタニル）および鎮静薬（デクスメデトミジン塩酸塩）を使用し，患者覚醒は鎮静スケールのRichmond agitation-sedation scale（RASS）で－2～－1，confusion assessment method for the ICU（CAM-ICU）で陰性，コミュニケーションは筆談により可能であった．
- 筋力は，medical research council（MRC）score 36/60（肩関節屈曲：右3/左3，肘関節屈曲：右3/左3，手関節背屈：右3/左3，股関節屈曲：右3/左3，膝関節伸展：右3/左3，足関節背屈：右3/左3）であった．
- 救急医，集中治療室の看護師および担当理学療法士により離床について協議し，第3病日より端座位を開始することとした．離床の開始基準として，循環動態の悪化に伴う循環作動薬の増量や抗不整脈薬の増加なく循環が安定し，呼吸状態の悪化に伴う人工呼吸器の設定変更がなく，意識レベルの低下またはせん妄および不穏の出現が認められなければ，離床を検討することとした．
- 端座位の実施前に，段階的なベッドアップを60°まで実施し，呼吸状態・循環動態・意識レベルの悪化を認めなかったため，午後より端座位を実施することとした．実施にあたっては，担当看護師および理学療法士2名で実施する計画を立案し，スケジュール調整および役割（看護師が人工鼻および挿管チューブの管理，理学療法士は姿勢変換ならびに姿勢保持）を明確化した．また，端座位の実施前に人工呼吸器モードの変更および循環作動薬を含む，薬剤の増量や意識レベルなどの確認を行い，離床に伴う有害事象を誘発しないよう慎重に実施した．初回実施時間は，患者が疲労を訴えたため約8分で終了した．実施中の離床に伴う有害事象は認めなかった．

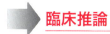 **臨床推論**

- 呼吸状態は，P/F ratio で 137.27 であり ARDS の重症度としては中等度であると考えられた．ARDS 患者の予後は，身体機能の低下が長期に及ぶことが知られており，可及的な離床が可能かどうか，全身状態を多職種で評価することが必要であると判断した．
- 循環動態は，循環作動薬を使用していたが低容量であり，安静時平均血圧は 84 mmHg，心拍数は 84 回/分で洞調律と，安定していると考えられた．
- 意識状態は，鎮痛薬を使用のもと苦痛は取り除かれ，鎮静薬により RASS は−2〜−1 と比較的良好に管理されていると判断した．
- 以上より，離床に際しては呼吸・循環・意識状態，特に循環変動に注意し，バイタルサインの変化について評価を行う必要があると考え，段階的に 60°までベッドアップを行い，バイタルサインの悪化を認めず，医師・看護師および理学療法士で離床が可能であると判断した．また，挿管人工呼吸管理中の離床であるため，有害事象発生の危険性を少しでも回避するために，理学療法士および看護師と協働の離床が必要であると判断し，開始時間の検討と離床中止基準を情報共有しつつ離床を行う必要があると考えた．
- 早期離床は，不動に伴う二次的合併症（筋力低下や呼吸器合併症など）を予防するための手段として最適であると考える．一方で，本症例は急激な筋力低下を認めており，離床時の抗重力位での四肢運動は疲労を助長することが考えられ，控えることとした．

 ## エキスパートへのワンポイント講座

▶ 前述の DIS は，1 日 1 回は鎮静を解除して患者の意識や麻痺の有無，筋力などを確認することであり，理学療法も DIS の時間帯に合わせて実施することが望ましい．

▶ 酸素化能や循環および意識状態を評価するにあたり，人工呼吸器の設定（圧や量の支持条件，F_IO_2 など）や，循環では抗不整脈薬や循環作動薬の投薬状態，意識状態では鎮静薬や鎮痛剤の種類などを確認し評価する．

▶ ARDS は，直接的要因（肺炎，胃内容物の吸引など）や間接的要因（敗血症，重症外傷，熱傷など）により急性発症する重症呼吸不全である．その病態は，急性びまん性炎症性肺傷害であり，肺炎に続発する肺血管透過性亢進，および心不全や過剰輸液では説明のつかない肺水腫で，著しい低酸素血症をきたす．

▶ ARDS の重症度分類は，酸素化の程度により 3 つのカテゴリー（軽症 ARDS：200 mmHg＜P/F ratio≦300 mmHg，中等度 ARDS：100 mmHg＜P/F ratio≦200 mmHg，重症 ARDS：P/F ratio ≦100 mmHg）に分類される．

▶ 意識レベルの評価では，挿管人工呼吸管理中で鎮静薬を使用している場合には，一般的に RASS を用いて評価し，−2＜RASS＜＋1 であれば離床を検討する．

▶ 中等度から軽症 ARDS では，離床を視野に入れた理学療法介入を検討し，能動的

に患者が離床し，抗重力位を保持することが可能な意識レベル・循環動態・呼吸状態・全身筋力などであるかを評価する．

理学療法 PDCA サイクルから考える臨床推論①
～集中治療室入室～体外式模型人工肺（ECMO）離脱まで～

理学療法計画（Plan）

1．問題点の抽出
- 重症呼吸不全に伴う挿管人工呼吸管理．
- 挿管人工呼吸管理に伴う日常生活活動（ADL）の低下．

2．理学療法のゴール設定
- 臥床に伴う二次的合併症の予防．
- 全身状態の許容範囲内での離床．

3．考えられるリスク
- ステロイドパルス療法に伴う，易感染状態と筋力低下の出現．
- 人工呼吸管理の長期化に伴う身体活動の低下．
- 離床に伴う有害事象（ベッドからの転落・転倒，気管内挿管チューブおよび点滴ルートの計画外抜去など）の発生．

臨床推論

1．ゴール設定
- 重篤な ARDS で比較的長期の人工呼吸管理が必要であると考えられたため，人工呼吸管理中の不動に伴う二次的合併症を可能な限り予防することが重要であると判断した．

2．挿管人工呼吸管理中の二次的合併症の回避
- 本症例は，挿管人工呼吸管理中であったが，鎮痛および鎮静管理は良好であり，ベッド上での関節可動域練習および ADL（寝返りや洗顔，口腔ケアなど）など全身状態を考慮しながら自動運動にて実施することによって，筋力低下を予防することが可能であった．さらに，端座位などの離床を行うことによって体幹機能の維持が可能となり，歩行開始時期を見据えた理学療法介入が可能であると考えられた．

3．理学療法介入時のリスク回避
- 重篤な ARDS の治療のため，ステロイドパルス療法が行われていた．ステロイドパルス療法の弊害として，ステロイドミオパチーが知られており，本症例においても急激な筋力低下が生じている可能性があると考えられた．そのため，関節可動域練習の実施時は，筋力低下のみならず関節運動に伴う疲労についても評価

を行うことが重要であると考えられた．さらに，ステロイドパルス療法に伴い，易感染状態になっていると判断し，理学療法介入時には標準予防策の徹底が重要であると考えられた．
- 身体機能の維持および低下予防を目的とした重症患者の早期離床は，非常に重要であるが，挿管チューブや薬剤管理を目的とした多数の点滴類が患者とつながっており，不意の抜去を予防するため多職種協働のもと，一人ひとりの役割を決定して離床を行うことがきわめて重要であると考えた．

エキスパートへのワンポイント講座

▶ 近年，鎮痛・鎮静管理は，患者と密接にコミュニケーションをとり，痛みや不安をきめ細やかに評価することが非常に重要であり，患者管理は患者の訴えを大切にしながら患者中心に行うことが推奨されている．そのため，鎮痛・鎮静管理は，薬剤などによりいかにうまく眠らせるかではなく，疼痛やせん妄などの評価ツールを活用しいかにうまく管理するかという流れになってきている．具体的には，鎮痛管理を中心に行い鎮静薬の中断または減量を行う．詳しくは，「日本版・集中治療室における成人重症患者に対する痛み・不穏・せん妄管理のための臨床ガイドライン」[1]を参照いただきたい．

理学療法計画の実行（Do）

- 関節可動域練習は，意識レベルを確認し自動運動にて実施可能であった．また，自動運動に伴う循環変動ならびに呼吸状態の変化は認めなかった．
- 受動座位練習は，循環動態を確認しながら段階的にティルトアップし，最大60°まで行い，座位姿勢を20分保持した．
- 離床練習は，60°受動座位保持が可能な場合は，端座位練習を実施した．実施に際しては，離床の開始基準・中止基準を離床スタッフに周知し，さらにスタッフ一人ひとりの役割（離床介助，人工呼吸器デバイス管理，点滴ルート類管理，モニタリングなど）を明確化した．
- 呼吸理学療法は，APRVモードのため積極的な呼吸介助や排痰療法は行わず，看護師と体位呼吸療法について検討し，背臥位管理は極力避け30〜45°の受動座位（人工呼吸関連肺炎予防）と，側臥位は通常体位に加え前傾側臥位の導入を検討し実施した．

臨床推論

- 挿管人工呼吸管理中に離床を行う場合は，理学療法実施時以外の患者情報も必要であり，多職種で共有することが重要であると判断した．
- 離床時のマンパワー確保のため，担当看護師および離床スタッフのスケジュール調整が必要であると考えられた．そのため，看護師の朝の申し送り終了後に，患者の

検査などの予定や看護師および離床スタッフの業務予定を確認し，スケジュール調整を随時行った．
- 標準予防策は，患者の離床に関わるすべてのスタッフに周知徹底する必要があり，週末担当理学療法への徹底も同様に，口頭および診療録への記載による情報共有が重要であると判断した．
- 実際の離床は，ABCDEバンドルに則り行うことが重要であると考えられた．医師の指示のもと，看護師による鎮静薬の解除または減量を実施し，RASSによる覚醒状態の評価が重要であると考えた．呼吸状態は，F_1O_2や人工呼吸器の圧サポートなどが増加していないかを確認することが重要であると考えた．
- 離床前には，CAM-ICUによるせん妄の評価を行うことも重要であると考えた．
- さらに循環評価は，実施直前のバイタルサインなどの確認は必須であるが，離床2時間前に抗不整脈薬の新たな追加や昇圧剤の増量などについても確認することが重要であると考えた．
- 離床時の役割については，バイタルサインの確認と挿管チューブおよび点滴類の管理は看護師が行い，姿勢変換および保持の介助は理学療法士が行うことが重要であると判断した．
- 挿管人工呼吸管理中の離床には，患者の意識・呼吸・循環の安定とマンパワーの確保がきわめて重要であると考えた．

エキスパートへのワンポイント講座

▶ABCDEバンドルとは，鎮静を解除することにより，患者の早期覚醒（A：awake）を促し，自発呼吸（B：breath）の確認により人工呼吸からの早期離脱を検討し，最適な鎮静状態を保つための薬剤の調整（C：coordination）を行い，せん妄（D：delirium）の予防を図るため，早期離床（E：early mobilization）を行うツールである．もともとは，医原性危険因子の早期発見のために考案されたものである．

理学療法計画の評価および検証（Check）

1．離床当日

- 離床前は，鎮静薬を中断しており意識状態はRASS −1であった．午前中の人工呼吸器の設定条件と変更はなく，呼吸状態は安定していた．薬剤の追加および増量もなく，CAM-ICUは陰性であり，せん妄は認めなかったため，端座位による離床を開始した．
- 離床中は，不穏や意識消失などの意識レベルの変化は認めず，昇圧剤および降圧剤の増量（追加）は必要とせず，呼吸状態の悪化も認めなかった．さらに，離床中の有害事象も認められなかった．
- 離床終了後に，患者の意識レベル・循環動態・呼吸状態の評価を行った．離床に

よる意識レベルの変化は認めず，循環動態は新たに抗不整脈薬を必要とせずに昇圧剤および降圧剤は不要であった．呼吸状態は，呼吸回数の増加は認めたものの安静にて改善し，人工呼吸器の設定変更は要さなかった．

2．離床翌日

- 離床終了から翌朝までの評価を，看護師の情報やバイタルサインの経過などで実施した．
- 挿管人工呼吸管理中であり，引き続き鎮静解除の実施中であった．意識レベルに変化はなく，夜間は鎮静薬を使用していたものの良眠が得られていた．前日の離床後からの循環動態の悪化は認めなかった．呼吸状態は，F_IO_2 0.45，APRV モード（PEEP high 28/low 0 cmH$_2$O，TL 0.5 sec），動脈血液ガス分析では pH 7.454，$PaCO_2$ 35.5 mmHg，PaO_2 92.7 mmHg，P/F ratio 206 で，呼吸状態は改善傾向であった．
- 評価は，理学療法の実施前，実施中および実施後に加え，翌朝の看護師申し送り，および理学療法スケジュールの立案時にも実施した．

臨床推論

- 挿管人工呼吸管理中の離床は，離床前や離床中における全身状態の評価が重要である．さらに離床終了後の評価も重要であり，経時的に患者自身や担当看護師に全身状態を確認する必要があると考えた．
- 一方で，全身状態の変化に伴う離床の中止を的確に判断することも重要であり，常に重症患者の病態を考慮し，離床開始および中止の判断を多職種で検討することがきめて重要であると考えられた．
- 今回の離床目的は，人工呼吸管理に伴うADLの低下を予防することであり，端座位を実施することにより全身筋力の維持向上や，さらには機能的残気量の向上が得られ，不動に伴う呼吸器合併症の改善にもつながると考えた．

エキスパートへのワンポイント講座

▶ 重症疾患患者の離床は，リスク管理のみならずマンパワーが必要不可欠である．そのため，離床を要する患者のリハビリテーションスケジュールを可及的にスタッフへ周知する工夫が必要である．また，開始基準や中止基準などを離床に関わる医師や看護師とともに構築することが非常に重要である．

理学療法計画の改善および再計画（Action）

- 看護師およびリハビリテーションスタッフで検討した結果，理学療法は前日と同様のプログラムを継続することとした．
- 患者の疲労を確認し，端座位時間の延長および車いすへの移乗動作を取り入れることにより，体幹および下肢筋力の維持を図ることとした．

- 離床の再評価については，適宜実施することとした．
- 第4病日は，午前中より端座位を実施し，理学療法後より酸素化の改善（P/F ration 212→231）を認め，人工呼吸器の設定が変更（F_IO_2 0.45→0.35）となった．また，端座位時間は15分間まで延長可能となった．患者の疲労および端座位の安定化を確認しつつ，第9病日には介助での立位まで獲得したものの，第12病日より下肢筋力の低下が著明となり，次第にベッド上での理学療法が主体となった．急激な筋力低下については，ステロイドミオパチーによるICU-AW（ICU-acquired weakness）が疑われた．

臨床推論

- 翌日の理学療法介入時にも，離床を視野に評価を行い，多職種にて離床を検討して実施した．
- 端座位時間の延長が可能となり車いす移乗への検討のため，下肢支持性の評価が必要であると考えられた．
- 継続的に多職種による離床を実施し，介助による立位を再獲得したが，経過中に著明な筋力低下を認め，離床を主体とした理学療法からベッド上での理学療法へと変更する必要があると判断した．

エキスパートへのワンポイント講座

▶ ICU-AWとは，ICU入室中の重症疾患に生じる神経筋障害の総称であり，原因として考えられる要因として，ベッド上安静・全身性炎症・不動・高血糖・コルチコステロイドや神経筋遮断薬の投与などが考えられており，近年ではICU入室前のサルコペニアやフレイルの存在も注目されている．ICU-AWの予防や回復において，リハビリテーションは重要な位置づけにある．

▶ ステロイド療法は，第1～3病日はパルス療法（メチルプレドニゾロンコハク酸エステルナトリウム 1,000 mg/日），第4～10病日に同薬剤 500 mg/日，第11～12病日に同薬剤 250 mg/日を期間実施した．ステロイドの漸減中に呼吸状態の悪化が認められ，第25病日に人工呼吸器のみでの救命は困難と判断され，体外式膜型人工肺（ECMO：extracorporeal membrane oxygenation）を検討し，呼吸補助を目的にて静脈脱血→静脈送血（VV-ECMO）を導入した．なお，経過中に人工呼吸療法が長期化することが予測されたため，第26病日に気管切開術が施行された．

▶ VV-ECMOのカニュレーションは，右内経静脈より脱血管および右大腿静脈より送血管を設置し，人工呼吸器はAPRVモードから同期式間欠的強制換気（SIMV：synchronized intermittent mandatory ventilation）モードへと変更になった．血圧は高血圧状態であり，鎮痛薬（フェンタニル）および鎮静薬（ミタゾラムおよびプロポフォール）を使用し，深鎮静（RASS＝－4）を余儀なくされた．

▶ VV-ECMO導入後の理学療法は，救急医・リハ専門医および看護師と情報共有を

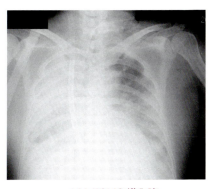
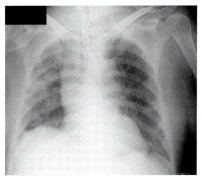

a. VV-ECMO 導入時　　　　b. VV-ECMO 離脱時
図3　体外式模型人工肺（ECMO）導入および離脱時の胸部X線

図り，関節拘縮の予防目的にて関節可動域練習，および呼吸器合併症の予防目的のための体位呼吸管理を中心に励行した．患者の状態は，鎮静薬の減量を図ると血圧上昇および頻呼吸を認め，循環および呼吸状態に悪影響を及ぼしたため，全身状態を優先しながらDISを継続した．そのため理学療法は，循環・呼吸のみならず意識状態にも注意を払い実施した．

▶ 第51病日に，救急医による全身管理のもとVV-ECMOを離脱した（ECMO装着期間：25日）．VV-ECMO離脱時の人工呼吸器設定は，F_1O_2 0.4，TCモード（%Supp 100%），PEEP 14 cmH$_2$O，呼吸回数24回/分であった．循環動態は，収縮期血圧140～180 mmHg，拡張期血圧90 mmHg，覚醒状況はRASS －2～＋1（プレセデックスを使用）であった．なお，VV-ECMO装着から離脱までの人工呼吸管理方法は，APRV→SIMV→TC（tube compensation）であった．APRV解除後の呼吸理学療法は，分泌物の貯留状況に応じ体位ドレナージによる排痰介助手技を実施した．参考として，ECMO導入および離脱時の胸部X線を図3に示す．

▶ ECMOは，導入の目的により分類される．呼吸不全に対して導入される場合はRespiratory ECMO，循環不全に対して導入される場合にはCardiac ECMOと呼ばれる．また，呼吸不全および循環不全では，脱血・送血の方法が異なる．本症例は，呼吸補助を目的にて静脈脱血→静脈送血（VV-ECMO）が選択された．ちなみに循環補助の場合は，静脈脱血→動脈送血としVA-ECMOと呼ばれる．

初期の理学療法評価と臨床推論②
～体外式模型人工肺（ECMO）離脱から退院まで～

 初期の理学療法評価

● ECMO離脱時（第50病日）の意識レベルは，鎮静剤が解除されており清明であった．循環は循環作動薬が解除されており，心拍数88回/分（洞調律），血圧は収縮

期血圧 148 mmHg，拡張期血圧 76 mmHg，平均血圧 100 mmHg であった．呼吸は気管切開下人工呼吸管理中であり，F_1O_2 0.3，TC モード（% Supp 100%），PEEP 7 cmH_2O，呼吸回数 22 回/分，SpO_2 98% であった．筋力は MRC score 24/60（肩関節屈曲：右2/左2，肘関節屈曲：右2/左2，手関節背屈：右2/左2，股関節屈曲：右2/左2，膝関節伸展：右2/左2，足関節背屈：右2/左2）と著明な低下を認めており，ステロイドミオパチーの発症が疑われた．

臨床推論

- ステロイドミオパチーは，骨格筋の萎縮を原因とする筋力低下であり，診断方法および対処法が確立されていない．
- ステロイドミオパチーが発症した場合は，ステロイドの減量が余儀なくされるが，ほかに治療的な治療薬がない場合には，ステロイドの減量により原疾患の治療に支障をきたすことがある．
- ステロイドミオパチーは，呼吸筋にも起こる可能性があり留意する必要がある．
- ステロイドミオパチーには運動療法が効果的であり推奨されているが，重篤な筋力低下を認める場合には慎重に実施する必要がある．

Point エキスパートへのワンポイント講座

▶ MRC score は，筋力を簡便に評価する手段であり ICU-AW の診断にも用いられている．その診断方法は，重症病態発症後の全身の筋力低下を認め，その筋力低下は四肢近位筋および遠位筋で弛緩性を呈する，および 24 時間以上間隔を開けて測定した MRC score の合計が 48 未満または検査可能な筋の筋力が 4 未満，または人工呼吸器に依存している，および原因となっている重症疾患に由来する筋力低下が除外されているとされる．

理学療法 PDCA サイクルから考える臨床推論②
〜体外式模型人工肺（ECMO）離脱から退院まで〜

理学療法計画（Plan）

1. **問題点の抽出**
   - 重篤な筋力低下に伴う身体活動制限．
   - 気管切開下人工呼吸管理に伴う ADL の低下．
2. **理学療法の目標設定**
   - ベッド上における ADL の早期再獲得．
   - 全身状態の許容範囲内での離床．

3．考えられるリスク
- 人工呼吸管理の長期化に伴う身体活動の低下．
- 離床に伴う有害事象（ベッドからの転落・転倒，気管切開チューブおよび点滴ルートの計画外抜去など）の発生．
- 運動療法による呼吸循環応答の変化および疲労．

臨床推論

1．ゴール設定
- 本症例の四肢筋力は，重力に抗することは困難であり，関節可動域練習は実施肢位および疲労に注意することが必要であると考えられた．
- さらに，筋力低下は四肢筋力のみならず，呼吸筋や体幹筋にも及んでいると考えられた．
- 以上より，身体機能改善を目的とした理学療法を継続し，経過中に筋力の改善を示唆する所見を認めた場合には，ADLの再獲得へ向け，全身状態に応じて随時プログラムを追加および変更することが必要であると判断した．

2．ステロイドミオパチーおよび長期臥床の弊害
- 四肢関節の可動域練習は，十分な休息を取り入れながら患者の疲労度に応じて実施し，継続性を考慮するために，実施翌日にも疲労度などを患者本人から聴取して実施方法を調整する必要があると考えられた．
- 離床を行う場合には，姿勢保持などの安全性を確保するため，より多くのマンパワーが必要であると考えられた．さらに離床が身体へ与える影響を予測し，多職種と開始および中止基準などの情報を共有する必要があると考えられた．

理学療法計画の実行（Do）
- 関節可動域練習は，重篤な筋力低下を認めるため自動介助運動から開始し，筋疲労ならびに患者の疲労に注意を払い行った．
- 座位練習は，受動座位から再開し，全身状態に応じて離床を開始した．なお，体幹筋の筋力低下も予測されたため，4〜5名の離床スタッフで安定した端座位練習を実施することとした．
- 十分な座位時間が得られた後に，耐久性の向上を図るため車いす移乗を開始した．
- 介助による移乗動作により下肢筋力の回復を図り，立位練習および歩行練習へと移行した．
- 段階的な抗重力位での理学療法（端座位，立位，歩行）により，著しい呼吸循環変動が予測されたため，モニタリングを厳重に行った．
- 抗重力位による機能的残気量の増加および姿勢変換による体位ドレナージ効果にて，排痰が必要な場合には排痰介助を実施し，さらに息切れに伴う呼吸数の増加には呼吸介助を実施することとした．

臨床推論

- 気管切開下人工呼吸管理中の離床を行うには，理学療法の実施時以外の患者情報も必要であり，多職種で共有することが重要であると判断した．
- 離床時のマンパワー確保のため，担当看護師および離床スタッフのスケジュール調整が必要であると考えられた．
- 以上より，挿管人工呼吸中の離床と同様に看護師の朝の申し送り終了後に，患者の検査などの予定や看護師および離床スタッフの業務予定を確認し，スケジュール調整を随時行った．
- 関節可動域練習は，重篤な筋力低下を考慮し自動介助運動により実施したが，疲労度により他動運動も含めて行う必要があると考えられた．
- 身体機能を向上する目的で離床を再開する必要性があると考えられたが，離床のリスク（循環呼吸などの著しい悪化やカテーテルなどの計画外抜去など）とベネフィット（機能的残気量の改善や身体機能の早期回復など）のどちらが優位となるかを常に考え，患者にとって有害な離床は控えるべきであると考えられた．
- 離床中に喀痰が促された場合には排痰介助手技を，また呼吸回数の増加には呼吸介助手技を実施する必要があると考えられた．

理学療法計画の評価および検証（Check）

- 人工呼吸器の離脱方法は，PEEP の漸減を行うことを目標として，第 52 病日より開始し，第 62 病日に終日離脱に成功した．この間，呼吸状態の悪化や循環不全は認めなかった．
- 鎮静薬は不要となり意識レベルは清明であった．
- 受動座位では，不穏や意識消失などの意識レベルの変化は認めず，循環は心拍数 99 回/分（洞調律），血圧は収縮期 112 mmHg，拡張期 63 mmHg，平均 79 mmHg，呼吸回数 20 回/分，呼吸補助筋群の動員は認めなかった．
- 端座位は，第 58 病日より再開可能であったが，患者の疲労が著しく 3 分程度で終了となった．循環は，心拍数 98 回/分，血圧は収縮期 152 mmHg，拡張期 79 mmHg，平均 103 mmHg であった．また呼吸回数 22 回/分で，呼吸補助筋群の動員は認めなかった．
- 集中治療室退室時（第 62 病日）の車いす座位時間は 25 分となり，意識レベルは清明であった．この時期より，患者・看護師・リハビリテーションスタッフで協議し，家族の面会時間に合わせて車いすへの移乗を検討し実行した．車いす座位時の循環は，心拍数 120 回/分（洞調律），血圧は収縮期 122 mmHg，拡張期血圧 82 mmHg，平均 95 mmHg，呼吸回数 22 回/分であった．筋力は，MRC scale 30/60（肩関節屈曲：右 3/左 3，肘関節屈曲：右 3/左 3，手関節背屈：右 3/左 3，股関節屈曲：右 2/左 2，膝関節伸展：右 2/左 2，足関節背屈：右 2/左 2）であった．

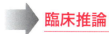

臨床推論

- 人工呼吸器の圧サポートの低下（weaning）により呼吸状態の悪化が予測されるため，理学療法中は呼吸状態の評価（呼吸回数や呼吸パターンなど）に注意した．呼吸回数の増加は，呼吸仕事量の増加に伴い呼吸筋疲労や循環器系への悪影響が懸念されるため，重要な指標となることが知られている．
- さらに，長期臥床により身体機能の低下が著しいため，患者の疲労についても理学療法時のみならず，理学療法終了後についても看護師と連携して情報を共有する必要があると判断し，翌日まで疲労が残存する場合には，負荷量の調整が必要であると考えられた．
- ADLについては，筋力の回復と動作時の胸部症状（息切れや呼吸困難感など）およびバイタルサインなどを評価し，要介助または自立できる活動を看護師やリハビリテーションスタッフと情報共有し，病棟内でも拡大できるよう検討することが重要であると考えられた．

エキスパートへのワンポイント講座

▶ 人工呼吸器の離脱について，本症例は人工呼吸管理に難渋し長期間を要したが，人工呼吸管理の早期離脱は患者のADLやQOLを改善することが明らかとなっている．

▶ 人工呼吸器の離脱に関しては，医師以外の職種であっても訓練された専門チームがプロトコルに従い人工呼吸器の離脱を進めることで，人工呼吸器の期間が短縮することが可能であり，理学療法士もチームの一員として従事すべきであると考える．

▶ 人工呼吸器離脱のプロトコルについては，3学会（日本集中治療医学会，日本呼吸療法医学会，日本クリティカルケア看護学会）が作成した「人工呼吸器離脱に関する3学会合同プロトコル」[2]に詳細に示されているので，ぜひ参照いただきたい．

理学療法計画の改善および再計画（Action）

- 人工呼吸管理は，意識・循環および呼吸状態の悪化を認めず，終日離脱可能となった．
- 車いす座位を導入することにより，離床時間の延長が可能となったものの，下肢筋力の改善は認められず，移乗動作は全介助であった．そのため介助量を軽減すること，ならびにADLの自立を促すことを目標として理学療法を継続する必要があると考えられた．
- 理学療法の再計画は，下肢筋力の改善を目的とした下肢荷重による車いす移乗（作業療法と協議し，作業療法場面でも車いす移乗を促進する）を行い，排泄動作時も可能な限り車いすで移動し，下肢荷重の機会を増やすこととした．また，抗重力肢位にて下肢筋力の強化練習を実施した．
- 第70病日より立位練習開始となる．立位は10秒程度で，両下肢の強い疲労および息切れ（SpO_2 92％：室内空気吸入下）により保持困難な状況であった．ベッド上における基本動作は，寝返り，起き上がり，端座位への姿勢変換は軽度介助にて可能で，

端座位保持は近位見守りレベルにて可能であった．MRC score 33/60（肩関節屈曲：右3/左3，肘関節屈曲：右3/左3，手関節背屈：右3/左3，股関節屈曲：右2/左2，膝関節伸展：右3/左3，足関節背屈：右3/左2），握力は右4/左2 kgであった．

- 第81病日より介助歩行練習の開始となる．歩行は前方腋窩介助にて平行棒内歩行を開始し休息を入れ，約10 m可能であった．SpO_2は92％（室内空気吸入下），歩行後の心拍数116回/分（洞調律）であった．ベッド上における基本動作は，すべて自立となった．MRC score 35/60（肩関節屈曲：右3/左3，肘関節屈曲：右3/左3，手関節背屈：右3/左3，股関節屈曲：右3/左3，膝関節伸展：右3/左3，足関節背屈：右3/左2），握力は右7/左5 kgであった

- 第82病日，気管切開孔閉鎖となる．また，第79病日より摂食嚥下療法を開始し，第87病日には常食が開始され，嚥下障害，喀痰障害および発声障害は認められなかった．

- 第90病日には平行棒内で歩行自立となり，第103病日には歩行器で歩行自立が得られた．

- 第110病日，独歩開始となる．歩行距離は20 m歩行にてSpO_2は92％まで低下し，息切れを強く自覚したが，休息および呼吸介助にて速やかにSpO_2および自覚症状の改善を認めた．歩行時の下肢関節痛は認めなかった．MRC score 41/60（肩関節屈曲：右3/左3，肘関節屈曲：右4/左4，手関節背屈：右4/左4，股関節屈曲：右3/左3，膝関節伸展：右4/左4，足関節背屈：右3/左2），握力は右10.5/左8 kgであった．

- 第111病日，Wechsler adult intelligence scale（WAIS）-Ⅲを実施した結果は，言語性（VIQ）104，動作性（PIQ）112，全検査（FIQ）108，言語理解（VC）97，知覚統合（PO）108，作動記憶（WM）121，処理速度（PS）113で，知的能力には特に問題はなかった．

- 第114病日，階段昇降練習を開始し，2足1段歩行の自立を得た．

- 第117病日，転院．転院時の日常生活は，入浴時および爪切りに一部介助を要する以外は自立していた．人工呼吸器装着期間は62日，ECMO装着期間は25日であった．退院時のMRC score 47/60（肩関節屈曲：右4/左4，肘関節屈曲：右4/左4，手関節背屈：右4/左4，股関節屈曲：右3/左3，膝関節伸展：右4/左4，足関節背屈：右3/左2），握力は著変なし．歩行機能は，最大歩行距離80 m（最大心拍数136回/分，SpO_2 90％），10 m歩行13.2秒/25steps，timed and up go test（TUG）12.15秒，short physical performance battery（SPPB）6点であった．Barthel indexは95点（減点項目：入浴）であった．退院時の胸部X線および胸部CT所見を図4に示す．

臨床推論

- 四肢の著しい筋力低下を認めていたが，意識レベルは清明であり，患者の症状を確

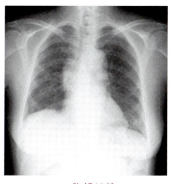
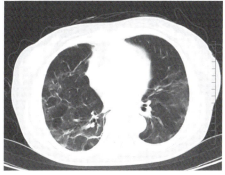

a. 胸部X線　　　　　　　　　　b. 胸部CT

図4　退院時の胸部X線およびCT所見

認しながら理学療法を継続する必要があると考えられた．
- 介助量は，患者の筋力に応じて調整しながら行うとともに，ADL状況を病棟看護師・作業療法士・言語聴覚士と情報共有することにより，多職種で自立へ向けたアプローチを行うことが重要であると考えられた．
- 下肢筋力の低下に伴い，股関節，膝関節および足関節の不安定性が生じているため，慎重に移乗動作を行う必要があり，移乗方法についても多職種で共有する必要があると考えられた．
- ADLの拡大とともに起立および歩行が可能となったが，身体への過負荷が懸念されたため，呼吸数，呼吸パターン，SpO_2，心拍数，血圧などのバイタルサインとともに，疼痛評価も重要であると考えられた．

本症例を振り返って

　本症例（図5）は，人工呼吸器装着後の早期より離床を開始したが，経過中のステロイド大量投与が原因と考えられる著明な筋力低下により，独歩獲得までに長期間を要した．また，重症な呼吸不全は人工呼吸器のみでは救命が困難となりVV-ECMOを導入し，実施中の臥床も歩行の再獲得に影響を及ぼしたと考えられる．人工呼吸やECMOによる治療はあくまでも対症療法であって，その間に原疾患の治療をいかにコントロールできるかが重要であり，理学療法はその間の合併症予防および原疾患が改善した後の身体機能改善にどのように関われるかがきわめて重要であると考える．ステロイドパルス療法が開始された時点で，筋力低下の発症やステロイド漸減による呼吸状態の悪化は，理学療法士としても予測可能であったが，急激な変化への対応は困難であった．

　原疾患の治療がコントロール可能となりVV-ECMOが離脱した時点では，四肢筋力は重力に耐えられない状況で，離床の危険性および有益性を慎重に判断しながら理学療法を継続する必要があった．患者および看護師の離床への協力が得られなければ，このような良好な成績が得られなかったものと思われる．さらに，理学療法士の役割としてチームで離床を実践するためのスケジュール調整を行い，スタッフの役割を決定できたことは，多職種におけるチームビルディングが重症患者の離床を通じてさらに成長できたものと考える．

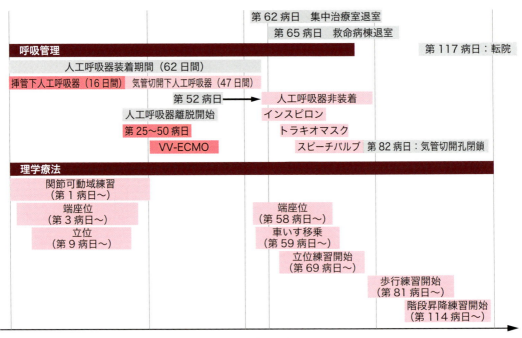

図5 本症例の経過

　離床が定着し，患者自身が身体機能の改善を自覚し始めると，精神面でも変化がみられ，トイレでの排泄動作や家族面会時の車いす移乗および散歩への意欲もみられた．昨今，集中治療後の身体機能および認知・精神機能障害（PICS：post intensive-care syndrome）が世界的にも注目を集めているが，患者の欲求をうまくリハビリテーションに組み込み意欲の向上を図り，ADLをいかに向上させるかということは，当たり前のことであるが本症例を通じて改めて実感した．また，患者が退院時に自ら集中治療室へ出向いて看護師へ挨拶をしたが，最初は誰かわからなかったほどである．集中・救急医療に携わる看護師は，患者の元気な姿をみることはまれであり，「あの時の患者さんはどうなったの？」と質問されることがある．身体機能の向上ばかりを考えるのではなく，効果をフィードバックするという観点からも，多職種協働のリハビリテーションが重要であるということを，改めて本症例を振り返り実感することができた．

　現在，患者は独居でかつ復職し，社会的役割も十分に果たしている．発症6カ月後の6分間歩行距離は562 mで，予測達成率100％を満たした．当院の外来通院時に，時折元気な姿で挨拶に来るが「息切れがなくなってきた」「小走りができるようになった」「スキップもできるようになった」との話を聞く．集中治療は，非常に辛かったと容易に予測されるが，そのようなことは口にもせず，われわれのほうが勇気づけられる症例であった．

文　献

1) 日本集中治療医学会 J-PAD ガイドライン作成委員会：日本版・集中治療室における成人重症患者に対する痛み・不穏・せん妄管理のための臨床ガイドライン．日集中医誌　21：539–579，2014
2) 日本集中治療医学会，他：3学会合同人工呼吸器離脱プロトコール人工呼吸器離脱に関する3学会合同プロトコル（https://www.jsicm.org/pdf/kokyuki_ridatsu1503b.pdf）2018年9月12日閲覧

よく迷い苦しむ難渋症例の攻略

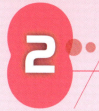

2 心不全由来による低酸素血症症例

◆ 櫻田弘治[*1]

Summary

呼吸器疾患症例における人工呼吸器の目的は病態管理であるが，心不全症例は，心不全によって生じた肺うっ血が間接的に酸素化不良を引き起こしている．つまり，心不全の改善なく低酸素血症が改善することはない．人工呼吸器による呼気終末陽圧（PEEP：positive end expiratory pressure）は積極的な心不全治療となり，心不全の改善によって酸素化が改善する．その病態を理解せずに，急性心原性肺水腫が原因である泡沫状の痰を排痰目的に吸理学療法手技を用いることは，決して行ってはならない．PEEPによって泡沫状の痰を肺間質に押し戻すことが治療である．また，心不全症例の酸素化改善は心不全自体が改善傾向にあるという見方にもなり，酸素化改善は離床を含めた理学療法開始のサインである．

Key Words

心不全，心原性肺水腫，呼気終末陽圧（PEEP），低酸素血症，フィジカルアセスメント

基礎的情報と医学的情報

診断名：慢性心不全急性増悪．クリニカルシナリオ（CS：clinical scenario；急性心不全の病態把握について収縮期血圧に注目した治療指針の分類）はCS2（**表1**）[1]，Nohria-Stevenson分類（**図1**）[2] はwet & warmの急性非代償性心不全の患者．完全左脚ブロック（CLBBB：complete left bundle branch block）による僧帽弁閉鎖

[*1] Koji Sakurada／心臓血管研究所付属病院 リハビリテーション室

第Ⅱ章 PDCA理論で学ぶ呼吸器疾患理学療法

表1 クリニカルシナリオ（CS）

	CS1	CS2	CS3	CS4	CS5
定義	SBP＞140 mmHg	SBP 100〜140 mmHg	SBP＜100 mmHg	急性冠症候群	右室不全
兆候	急激に発症	徐々に発症，体重増加	急激あるいは徐々に発症	急性心不全	急激または緩徐な発症
病態	びまん性肺水腫	全身性浮腫	低灌流	急性冠症候群	右室機能不全
その他	・肺水腫：あり ・全身性浮腫：軽度 ・急性の充満圧上昇 ・体液量は正常あるいは低下の場合あり ・左室駆出率は維持されていることが多い ・病態生理は血管性	・肺水腫：軽度 ・全身性浮腫：あり ・慢性の充満圧，静脈圧や肺動脈圧の上昇 ・その他の臓器障害：腎機能障害や肝機能障害，貧血，低アルブミン血症	・肺水腫：軽度 ・全身性浮腫：軽度 ・充満圧の上昇 ・以下の２つの病態がある ①低灌流または心原性ショックを認める場合 ②低灌流または心原性ショックがない場合	・心臓トロポニン単独の上昇ではCS4に分類しない	・肺水腫：なし ・全身性の静脈うっ血所見
治療	・NPPVおよび硝酸薬 ・容量過負荷がある場合を除いて，利尿薬の適応ほとんどなし	・NPPVおよび硝酸薬 ・慢性の全身性体液貯留：利尿薬	・体液貯留所見なし：容量負荷 ・強心薬 ・改善が認められなければ肺動脈カテーテル ・血圧＜100 mmHgおよび低灌流が持続：血管収縮薬	・NPPV ・硝酸薬 ・心臓カテーテル検査 ・ガイドラインが推奨するACSの管理：アスピリン，ヘパリン，再灌流療法 ・大動脈内バルーンパンピング	・容量負荷を避ける ・SBP＞90 mmHgおよび慢性の全身性体液貯留：利尿薬 ・SBP＞90 mmHg：強心薬使用 ・SBP＞100 mmHgに改善ない場合は血管収縮薬
治療目的	呼吸困難の軽減，状態の改善，心拍数の減少，尿量＞0.5ml/Kg/min，収縮期血圧の維持と改善，適正な灌流に回復				

SBP：収縮期血圧，NPPV：非侵襲的陽圧換気，ACS：急性冠症候群

不全症を基礎として，貧血と低アルブミン血症，さらに心房細動（頻脈）となったことで，僧帽弁閉鎖不全症が増大し増悪因子となった心不全．

年齢・性別・身長・体重・BMI：81歳，女性，152 cm，45.8 kg，19.8 kg/m²．

現病歴：甲状腺機能低下症で内分泌科へ受診中であった．2012年に心房細動と診断され，2015年3月に肺炎を契機とした心不全増悪で入院し，僧帽弁閉鎖不全症を認めており手術を検討していた．再度，2017年1月に呼吸困難感と酸素化不良にて緊急入院となった．

既往歴：高尿酸血症，消化管出血，心室頻拍，円背．

医学的情報

①**心不全重症度分類**：Killip重症度分類 class Ⅲ（両肺野の50％以上の領域にラ音

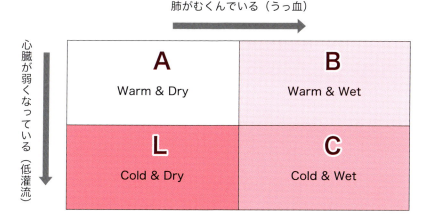

図1 Nohria-Stevenson 分類（文献2）より引用）

表2 New York Heart Association（NYHA）の心機能分類

重症度		活動	症状 （疲労，動悸，呼吸困難あるいは狭心症状）
Ⅰ度		・心疾患はあるが身体活動に制限はない	・日常的な身体活動では著しい症状を生じない
Ⅱ度	Ⅱs度	・身体活動に軽度制限がある	・安静時には無症状
	Ⅱm度	・身体活動に中等度制限がある	・日常的な身体活動で症状を生じる
Ⅲ度		・高度な身体活動の制限がある	・安静時には無症状 ・日常的な身体活動以下の労作で症状を生じる
Ⅳ度		・心疾患のため，いかなる身体活動も制限される	・心不全症状や狭心痛が安静時にも存在する ・わずかな労作で症状は増悪する

聴取され肺水腫），New York Heart Association（NYHA）の心機能分類（**表2**）Ⅳ度（安静時でも心不全症状あり），Forrester 分類（**図2**）Ⅳ群〔塩酸ドパミン（DOA）・ドブタミン（DOB）と利尿剤であるカルペリチド（心房性ナトリウム利尿ペプチド）を使用していることにより判断〕．

②胸部 X 線（座位）：心胸郭比（CTR：cardiothoracic ratio）62％，間質性肺水腫，Kerley's B ラインあり，胸水貯留は CP アングル（肋骨横隔膜角）鈍化，葉間胸水，バタフライシャドウあり．心拡大は左第 3・4 弓突出（**図3**）．

③心臓超音波検査：左室壁運動は全周性に保たれている．左室駆出率（LVEF）52％，左室拡張終期径（LVDd）45 mm，左室収縮終期径（LVDs）33 mm，左房径（LAD）45 mm，僧帽弁口血流速波形の拡張早期波高と僧帽弁輪運動速波形の拡張早期波の比（E/e'）31.4，下大静脈径（IVC）24/15 mm（呼吸性変動なし：**図4**），MR（mitral regurgitation）重度，TR（tricuspid regurgitation）中等度．

④血液生化学検査：総たんぱく 5.8 g/dL（正常値 6.7～8.3 g/dL），アルブミン 3.1 g/

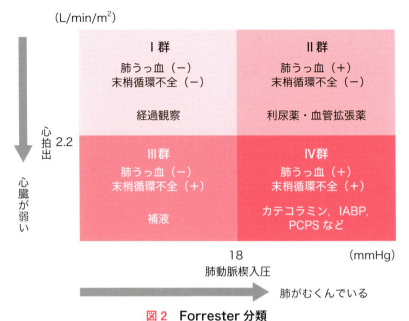

図2 Forrester分類
IABP：大動脈内バルーンパンピング，PCPS：経皮的心肺補助

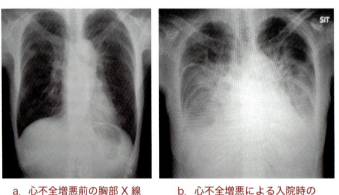

a. 心不全増悪前の胸部X線　　b. 心不全増悪による入院時の胸部X線

図3 胸部X線

心不全増悪による入院時の胸部X線では，蝶形陰影（butterfly shadow）として肺野の濃度が上昇しているから肺門の境界は不鮮明となり，陰影が蝶の羽のようにみえる．また，横隔膜ラインが不明瞭であることから両側胸水貯留がみられる

dL（正常値3.8～5.3 g/dL），総ビリルビン0.4 mg/dL（正常値0.2～1.5 mg/dL），尿素窒素20.2 mg/dL（正常値8.0～20.0 mg/dL），クレアチニン0.99 mg/dL（正常値0.46～0.82 mg/dL），推定糸球体濾過量（e-GFR）41.1 mL/min/1.73 m³（正常値≧90 mL/min/1.73 m³），ナトリウム（Na）131 mEq/L（正常値135～145 mEq/L），カリウム（K）4.5 mEq/L（正常値3.7～4.8 mEq/L），アスパラギン酸アミノトランスフェラーゼ（AST）17 U/L（正常値10～35 U/L），アラニンアミノトランスフェラーゼ（ALT）9 U/L（正常値5～30 U/L），乳酸脱水素酵素

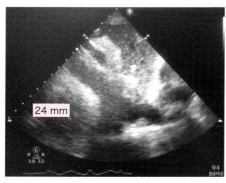 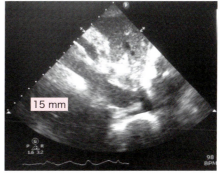

a. 呼気時の IVC   b. 吸気時の IVC

図4　呼吸による下大静脈径（IVC）

IVC が 24/15 mm ということは，呼気時の IVC は 24 mm（a），吸気時の IVC は 15 mm（b）を意味し，呼気時の IVC は基準値の 20 mm より大きく，さらに呼気時の IVC に対して 50％以上の呼吸性変動がないことより，右房圧は 10〜15 mmHg 程度上昇し，肺うっ血の程度を間接的に評価できる

　　（LDH）211 IU/L（正常値 120〜220 IU/L），C 反応性蛋白（CRP）0.38 mg/dL（正常値≦0.3 mg/dL），脳性ナトリウム利尿ペプチド（BNP）833 pg/dL（正常値≦20 pg/mL），白血球数 3620 μL（正常値 3,500〜9,200 μL），ヘモグロビン 9.1 g/dL（正常値 11.3〜15.5 g/dL），血小板数 36.9 万/μL（正常値 15.5〜36.5 万/μL）

⑤ **動脈血液ガス分圧**〔条件：非侵襲的陽圧換気療法（NPPV：non-invasive positive pressure ventilation）使用にて吸入気酸素濃度（F_IO_2）0.8，CPAP にて PEEP 8 cmHg〕：PH 7.469（正常値 7.40±0.05），二酸化炭素分圧（PCO_2）32.3 mmHg（正常値 40±5 mmHg），PO_2 51.7 mmHg（正常値 80〜100 mmHg），重炭酸イオン（HCO_3^-）23.2 mEq/L（正常値 22〜24 mEq/L），過剰塩基（BE）0.4 mEq/L（正常値 0±2 mEq/L），経皮的動脈血酸素飽和度（SpO_2）88％，P/F ratio 65（重度呼吸不全）.

⑥ **心電図**：心房細動，心拍は 120 bpm 台の頻脈，心室性期外収縮（PVC：premature ventricular contraction）は散発（外来通院時は洞調律にて心拍数 70 bpm 台）.

⑦ **その他**：血圧 140/64 mmHg，尿量 20〜40 mL/h（尿道留置カテーテル挿入），Swan-Ganz カテーテル検査は未実施.

治療方針と治療経過（投薬状況，処置，外科的治療など）

① **投薬状況**：強心薬（イノバン® 3 μg/kg/min，ドブトレックス® 2 μg/kg/min，ミルリノン® 1.5 μg/kg/min），利尿剤（ハンプ® 0.05 μg/kg/min），抗不整脈薬（アンカロン® 17 mL/h）.

② **治療経過**：心不全による肺静脈圧上昇のために生じた肺うっ血の改善に対して，血圧は比較的に保たれていたが，心拍出量の改善や腎血流の改善目的に強心剤を使用しつつ，利尿剤にて除水を図った．さらに，NPPV にて呼吸管理と前負荷軽減を目的に心不全加療[3]を行った．頻脈性心房細動に対しては，抗不整脈薬（アンカロン®）にてコントロールした．理学療法の依頼内容は，入院当日に

NPPV（Servo I, マッケ）装着によるマスクフィッティングと患者の呼吸に対してNPPVを同調させる設定調整であった．

入院前生活：81歳と高齢であるがマンションで一人暮らし．歩行は屋内で独歩，屋外では歩行器を使用にて自立していた．Barthel indexは95点．同マンションに長女が住んでおり，買い物や所用を行っていた．介護保険認定は受けていない．キーパーソンは長女であった．

初期の理学療法評価と臨床推論

初期の理学療法評価（発症日〜2日目）

1．入院当日
- 心音はⅢ音あり，ギャロップ音を聴取，呼吸音は chose crackle と wheeze が聴取されるほどの急性心不全であった．
- NPPVを含む治療によって3時間ほどで酸素化の改善（F_1O_2 0.8→0.4）および心拍数の低下（120→88 bpm），呼吸音は chose crackle と wheeze が消失することが確認できたため，NPPV を adaptive servo ventilation（ASV；レスメド）の陽圧管理に切り替えることができた．

2．入院2日目
- 体重が3.2 kg減少し，肺うっ血が改善したため，常時NPPVを使用する必要はなくなり，飲水・経口摂取や面会時に酸素療法に切り替えても息切れなく会話できるようになった．
- Nohria-Stevenson 分類（図1）より，心不全状態は wet & hot の状態で，血圧は104/56 mmHg，酸素投与2 L/min にて PaO_2 は102 mmHg，$PaCO_2$ は43.3 mmHg，SpO_2 は98％であった．
- カテコールアミン投与とハンプ®にて積極的に利尿を促している．また，頸静脈怒張は45°ギャッチアップ座位，70°ギャッチアップ座位でも認められる．
- 呼吸音は，wheeze なしで，胸水貯留音が聴取される．
- 心音は，僧帽弁逆流は聴取されるも，Ⅲ音やギャロップ音は消失した．

初期の臨床推論

1．呼吸理学療法評価
- Chose crackle は，気道内の感染症などによる痰の貯留と判断せず，wheeze も聴取されたことより，急性心原性肺水腫による泡沫状の痰であると判断し，肺胞内に漏れ出した泡沫状の痰を間質に押し戻す目的でNPPVのPEEPを使用する治療が必要と判断した．もし，ここで評価・治療選択を誤って，排痰目的に呼吸理学療法手技を行えば，あふれるようにどんどん泡沫状のピンク色の痰が出てく

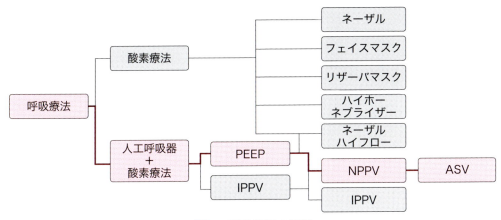

図5　呼吸管理の選択

PEEP：呼気終末陽圧，NPPV：非侵襲的陽圧換気療法，ASV：adaptive servo ventilator，IPPV：侵襲的陽圧換気

るだけで，ますます呼吸音は増悪し，病態は悪化してしまったと思われる．

2．現病歴について

- 本症例は，LVEFが50％であるが，左室の収縮は全周性に保たれていること，頻脈性の心房細動時の心エコー所見は左室拡張時間が短くなるため，LVEFは過小評価されることを考慮すると，LVEFは比較的良好と考えられた．
- 心房細動と頻脈出現は突発性心房細動の既往歴がないため，直接的な心不全増悪因子ではなく心不全に至った結果の現象と判断した．
- いずれにせよ，なんらかの因子によって静脈還流量が増加したことで肺静脈圧の上昇から肺うっ血となり，さらに心不全によって交感神経が亢進し，カテコールアミンが体内から分泌されることで末梢血管抵抗の上昇に対して，血圧が140/64 mmHgまで上がり，そのため心臓に過負荷となりafterload mismatch（後負荷不適合）から，さらに心不全増悪を引き起こし，急性心原性肺水腫に至ったものと考えられた．

3．急性心不全増悪の治療方針

- クリニカルシナリオはCS2に分類され，血圧が保たれた肺うっ血および全身性浮腫が優位の心不全を呈している．また，ヘモグロビンが9.1 g/dLと貧血であり，消化管出血の既往歴があったが，便潜血検査が陰性であったため，うっ血による希釈と判断し，輸血を行わず，強心剤を使用しながら利尿剤にて積極的に除水を図った．さらに，頻脈性心房細動には抗不整脈薬にてレートコントロールし，効率のよい拍出量を維持できるよう調整したと考えられた．
- 呼吸管理は，NPPVにて酸素化改善と前負荷軽減による心不全加療を行った（図5）．患者は，安静にすることで酸素需要を減らして交感神経の亢進を抑え，運動による骨格筋を使用しないことによって腎血流量を維持することで利尿を促すことに加勢したと考えられた．

4．急性肺水腫に対する呼吸管理と理学療法評価

- 本症例への呼吸管理は，急性心原性肺水腫の第一選択としてNPPVが選択されている．その理由は気管挿管回避率や心不全死亡率の改善が示されていることから，心不全に対して最初に試みられるべき治療法であると考えられた．
- 本症例は，NPPVを含む治療によって3時間ほどで酸素化の改善，心拍数の低下，呼吸音でchose crackleとwheezeが消失するなどの治療効果が即座に現れ，高濃度の酸素供給が必要なくなったため，NPPVをServo IよりASV（レスメド）の陽圧管理に切り替えることができたと考えられた．
- 2日目には，利尿による肺うっ血の改善により，常時NPPVを使用する必要はなくなり，飲水摂取や面会時に酸素療法に切り替えて息切れなく会話できるようになった．さらに，心音は僧帽弁逆流が聴取されるが，Ⅲ音やギャロップ音は消失した．酸素投与は，ネーザルにて酸素投与2 L/minにて，PaO_2は102 mmHg，$PaCO_2$は43.3 mmHg，S_PO_2は98%まで改善した．しかし，依然としてNohria-Stevenson分類による心不全状態はwet & hotの状態で，血圧は104/56 mmHg，頸静脈怒張は45°または70°ギャッチアップ座位でも認められることより，肺静脈圧は高く，肺うっ血が残存していると判断した．
- カテコールアミン投与とハンプ®にて，積極的に利尿を促すように継続している．本症例がNPPVによる呼吸管理が可能であったことは，挿管管理と比較して早期リハビリテーションなどによる体動によって挿管チューブが気管を刺激し，それより起こる咳き込みが，心負荷や悪心などの負担を患者に与えずに廃用症候群を最低限に抑え，離床を進める大きなメリットであったと考えられた．

エキスパートへのワンポイント講座

- ▶ 僧帽弁閉鎖不全症は，左心室から大動脈に押し出されるべき血液の一部が，再び収縮期に左心房に逆流してしまうことで大動脈への拍出量が減るため，効率の悪い弁膜症である．一般的に代償機能である左心室の過剰収縮が低下するとLVEFの低下と心拡大に陥り，左心房は拡大によって心房細動へ移行しやすくなる．また，LVEFは僧帽弁閉鎖不全によって左室にかかる圧負荷が軽減していることで，本来の左室壁運動より見かけ上にLVEFが過大評価される．
- ▶ 急性心原性肺水腫とは，左心圧や肺毛細管圧が上昇することで肺毛細管から肺の間質，末梢気道，肺胞などに水分が漏出し，急激な呼吸困難や低酸素血症を生じた病態である．
- ▶ 心不全における人工呼吸器使用の意義は，酸素投与によって肺血管抵抗を下げることと，呼吸をサポートすることによって酸素組織需要が低下し心負荷を軽減させることが基本であるが，最も重要なことは，PEEPをかけることによって胸腔内圧を上昇させ，前負荷を軽減させることである（図6，表3）．もちろん，前負荷を軽減させる方法といえばギャッチアップのポジショニングも忘れてはならない．さら

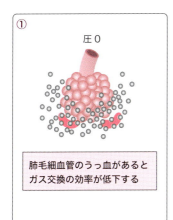 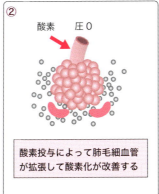 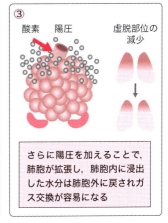

図6 肺水腫に対する呼気終末陽圧（PEEP）の効果

表3 心不全におけるPEEPの効果

呼吸器系への効果	循環器系への効果
・虚脱肺胞の再拡張 ・末梢気道の閉塞防止 ・機能的残気量の増加 ・肺コンプライアンスの改善 ・呼吸仕事量の軽減	・交感神経活動の抑制 ・前負荷の軽減 ・後負荷の軽減 　→機能的僧帽弁逆流の減少

に，気管挿管をせずにマスクを装着してNPPVで呼吸をサポートするため，人工呼吸器関連肺炎（VAP：ventilator-associated pneumonia）などの気管挿管に伴う合併症を回避できる．また，今後の病態管理によっては一時的にマスクを外し，経口摂取や会話が可能となり精神的苦痛を緩和することができるメリットもある．

▶呼吸器疾患における人工呼吸器の使用は病態管理にとどまるが，心不全では人工呼吸器のPEEPによって積極的な心不全治療となり，結果として酸素化が改善することになる．呼吸理学療法手技によって，急性心原性肺水腫により溢れ出す泡沫状の痰を排痰させることが治療とはなりえず，病態を理解しPEEPによって泡沫状の痰を肺間質に押し戻す治療を選択する．

▶適切な体液量を知ることは重要である．エコーにより下大静脈径は知ることができる．適正は下大静脈径が15 mm，呼吸性変動（＋）で，肺うっ血は下大静脈径が20 mm以上，呼吸性変動（－）で，脱水は下大静脈径が10 mm以下，呼吸性変動（＋）である．

▶本症例のクリニカルシナリオ2（CS2）は血圧正常群（収縮期血圧100～140 mmHg）である．このシナリオでは通常症状は徐々に進行し，体重増加を伴う．肺うっ血よりも全身性浮腫が優位であり，慢性心不全の状態を呈する．よって，心不全の病態を理解し適切に呼吸理学療法を行う必要がある．

理学療法 PDCA サイクルから考える臨床推論

理学療法計画（Plan）

1．問題点
- 肺うっ血の残存（Nohria-Stevenson 分類は hot & wet）.
- 廃用症候群のおそれ（運動能および筋力の低下）.

2．理学療法の目標設定
- 肺うっ血の改善時期に病室からトイレまで歩行自立レベルの獲得（発症より 5〜7 日程度）.
- 入院前と同様の歩行レベルの獲得（退院時・2 週間程度）.

3．リスク・リスク層別化
- 心不全の再増悪.
- 安静臥床による廃用症候群の進行.

臨床推論

- 心不全は Nohria-Stevenson 分類で hot & wet で，比較的に心機能が保たれた肺うっ血が主体の心不全である．この肺うっ血が酸素化不良をもたらしていたと考えられた．
- 症例は重度の僧帽弁閉鎖不全症による肺水腫を伴う急性心不全であり，超急性期の治療は安静臥床である．しかし，安静臥床による筋力低下は，最大 4%/日の筋力が低下すると報告されており[4]，安静臥床による廃用症候群が懸念されると判断した．
- 除水により，肺うっ血も改善したことで酸素化が改善した．また，心電図は心房細動ではあるが，心拍数が 120→88 bpm へ低下したことで心不全のコントロールが可能となっていると判断した．そのため 2 病日目より，廃用症候群の進行を予防するため早期離床を開始し，理学療法の目標を発症より 5〜7 病日目で病室からトイレまでの歩行獲得とした．また，理学療法以外の時間帯であっても，入院生活の活動性が上がるようにと考えた．さらに，退院を発症より 2 週間程度とし，入院前と同様の歩行レベル獲得が可能と判断した．

エキスパートへのワンポイント講座

▶ 安静臥床による廃用性の筋力低下は，高齢者であればその低下率は高く，筋力改善にも時間を要す．近年，フレイルの概念が定着しつつあるが，フレイルは一過性の筋力低下であって不可逆的ではない．しかし，症例によっては安静を強いられる病態が隠れている可能性もあるが，ある程度の筋力低下が進行すると，その筋力低下は非可逆的になってしまう．したがって，できる限り安静時間を短縮し廃用を予防することが重要である．そのため，臨床では一日に何度か心不全状態の改善を確認

し，離床の開始時期を見極める必要がある．
- ▶尿道カテーテルは尿路感染症予防のため，できるだけ早期に抜去したい．心不全が代償期となり呼吸循環動態が安定し，歩行による運動負荷が過負荷とならないことが確認できたら，医師・看護師とのチームカンファレンスによって方針を決定することが必要である．ただし，尿量管理を目的に尿道カテーテルの挿入継続が必要であれば，その限りではない．
- ▶室内歩行から病棟歩行へと活動範囲が広がるにつれて，症例の回復を促す目的に，リハビリテーションの時間以外の病棟での生活をマネジメントすることも理学療法士の役割である．多職種のチームカンファレンスによって，リハビリテーションの方針と病棟看護師に協力を仰ぐとよい．

理学療法計画の実行（Do）

- ●座位保持練習は，端座位（3～5分）を行った．
- ●プレレジスタンスは，立位での足踏みを想定した座位での足踏み運動を20回×2セットを実施した．
- ●立位での足踏み練習は，20回×2セット（2病日）を実施した．
- ●歩行練習は，10 m歩行から開始し50 mまで歩行距離を延長した（3～5病日）．歩行練習は2セット行い，セット間は座位で5分程度休憩をとって進めた．なお，理学療法は1日に2回実施した．

臨床推論

- ●呼吸数は18回/分と比較的に落ち着いており，酸素投与2LネーザルにてSpO_2は96%を維持し，また理学療法を始める前に会話にて息切れが出現しないことを確認した．
- ●臥位（軽度ギャッチアップ）から端座位となり，姿勢変化および姿勢保持によるバイタルサインの変化を確認した．特に臨床的にみられるのは，起立性低血圧の出現である．本症例の場合，70°ギャッチアップ座位姿勢において頸静脈怒張の所見が認められていたことより，依然として静脈還流量（全身血液量）が多いと判断できるので，起立性低血圧の出現リスクは低いと判断した．
- ●起き上がり座位になる動作や座位を保持する動作が運動負荷となり，アンカロン®で抑制されていた頻脈が再出現することで息苦しさが生じる可能性がある．このことを想定して，症状出現の際は，即座に理学療法を開始したポジションに戻れるようにベッドの調整が必要と考えられた．
- ●座位でプレレジスタンスを行う理由は，完全に肺うっ血が改善していないからである．そのため静脈還流量を減らす姿勢を保ちながら，次に行おうとしている立位足踏み，さらには歩行練習へとつなぐ，離床の第一歩のためである．
- ●座位で足踏みを行い，心拍数の極端な上昇がないことや息苦しさなどの症状がない

ことを確認して，立位足踏みへと進める．負荷強度を上げる段階で，ただ立つだけという立位練習を行う施設もあるようだが，下肢の骨格筋を働かせないと静脈血液が下肢でプールされ，静脈還流量が低下することで起立性低血圧を招いてしまうので避けたい．

エキスパートへのワンポイント講座

▶ talk test は息切れの有無，程度を客観的かつ簡便に判断することができる．息切れの症状を Borg scale による自覚的運動強度によって評価する方法もあるが，自覚症状を感じにくい症例に有用である．
▶ 姿勢変化や労作によって，不整脈や頻脈になった場合には，リハビリテーションを行う前の肢位や安静に戻せるように，次の予測をしながら行動し対処する必要がある．

理学療法計画の評価および検証（Check）

● 立位で足踏みを行った後，血圧は 122/72 mmHg，SpO_2 は 98％，息切れの訴えはなく，心拍数は心房細動にて 118 bpm まで上昇，呼吸数は 24 回/分まで上昇し，Nohria-Stevenson 分類にて hot & wet であるが wet 感は増強している印象であった．

臨床推論

● 心不全は，一度，呼吸循環動態が破綻するとコントロールするのは容易ではない．リスクを低く，かつ安全領域内で理学療法を進めるべきである．立位での足踏み実施後に，心拍数の上昇，呼吸数の上昇，Nohria-Stevenson 分類にて wet 感は増強している印象があった．このことより，肺うっ血が残存している本症例には，立位での足踏みの運動負荷が過負荷となった可能性があると考えられた．
● 心不全症例に対する運動負荷量が適切であったかどうかを判断するには，理学療法実施後のバイタルサインや症状では判断できない．過剰な負荷がかかった場合の心不全代償反応は，夜間〜翌朝にかけて症状が出現するため，尿量に関しても減少していないか，新たな利尿剤投与や増量がないかを確認し，理学療法を進める必要があると考えられた．

エキスパートへのワンポイント講座

▶ 高齢かつ重症な心不全症例が多くなっている臨床現場では，離床を含めた理学療法の介入が，心不全治療による改善よりも遅れてしまえば，必要以上に廃用症候群やせん妄などの合併症を招いてしまうおそれがある．心不全治療の進行に応じた理学療法を提供できるように，理学療法の介入ごとに評価を行うことが重要である．
▶ 実施した理学療法の負荷量が心不全増悪の要因になっていないかといった確認も重要である．そのための評価項目として，心不全の日常診療で頻繁に検査され，客観的な強い判断材料となる胸部 X 線による心拡大・肺うっ血所見，さらには食事摂

表4 心不全症例のフィジカルアセスメント

心　不　全	
低心拍出	肺うっ血
・四肢末梢の冷感・蒼白 ・全身倦怠感 ・血圧低下による症状（めまい，悪心） ・チアノーゼ ・ブランチテスト異常 ・尿量低下〔体重（kg）mL/h以下〕	・起座呼吸 ・夜間の咳 ・労作時の息切れ ・食欲の低下 ・座位姿勢での頸静脈怒張 ・腹満 ・浮腫（全身） ・頻脈 ・湿性ラ音 ・心音（Ⅲ音性ギャロップ） ・湿性（全身） ・呼吸音（wheeze，coarse crackles）

取量は減っていないか，夜間の心不全症状・所見（咳，息苦しさ，無呼吸出現，不眠，異常発汗，尿量の低下，バイタルサインの変動，新たな不整脈出現など）の出現がないか，問診やICUチャート，診療録より確認する．さらに1日2回行う理学療法実施ごとに評価するフィジカルアセスメントが重要となる（表4）．

理学療法計画の改善および再計画（Action）

● 活動量の増加により理学療法の内容変更を検討する．

臨床推論

- 立位での足踏み実施後による評価によって，同日に歩行練習までは進めず，翌日までの心不全の改善傾向を確認して，段階的に進めるのがよいと判断した．
- 理学療法の内容で計画していた歩行練習は，予定どおりに3病日には10m歩行から開始し50mまで歩行距離を延長可能と判断した（3〜5病日）．
- 歩行練習は2セット行い，セット間は座位で5分程度休憩をとって進め，理学療法は1日2回実施可能と判断した．
- 目標である「病室からトイレまで歩行自立レベル獲得（発症より5〜7病日程度）」となれば，膀胱留置カテーテルを抜去しトイレ歩行が可能となる．このタイミングが目標達成であり，さらなる理学療法評価と再計画が必要と判断した．
- 一日をとおして活動量を比較すれば，リハビリテーション時の歩行練習より，トイレまでの移動とトイレ動作による活動量のほうが多くなる．目標獲得のためトイレ動作を優先し，理学療法の内容を減らすか中止することで過負荷による心不全増悪にならないようにマネジメントすることも理学療法士の重要な役割である．

エキスパートへのワンポイント講座

▶理学療法評価を含む各種検査から病態を把握することより，理学療法開始の有無や実施内容を選択することが重要である．

本症例を振り返って

　急性心不全由来の急性心原性肺水腫は，重篤な低酸素血症を引き起こす．酸素化の改善には，原疾患である心不全の治療が最優先である．呼吸器疾患における人工呼吸器の使用は，病態管理であるが，心不全では特に人工呼吸器によるPEEPは，積極的な心不全治療となり，結果として酸素化が改善する．呼吸理学療法手技によって急性心原性肺水腫から溢れ出す泡沫状の痰を排痰するのではなく，PEEPによって泡沫状の痰を肺間質に押し戻すことが治療である．病態を理解しないで目先の呼吸音から chose crackle が聴取されても，決して胸を押して呼吸理学療法を行ってはならない．酸素化が改善し呼吸状態がよくなれば，心臓における酸素需要が低下し，心負荷が軽減することで交感神経の亢進も抑制され，心拍数の低下や利尿作用にも影響するなど治療の相乗効果が生まれる．本症例は心拍出量が保たれた肺うっ血が主体の高齢心不全症例である．肺うっ血の改善のことだけを考えれば，できるだけ安静を保ち，腎血流量を維持することで利尿効果を期待する必要がある．しかし，近年の心不全症例は高齢者が多く，本症例のように80歳を超える症例はまれではない．特に高齢者は，いったん廃用性の筋力低下となると改善するまでに時間を要し，そればかりか不可逆的な筋力低下となり，歩行が獲得できずに自宅退院できない症例も少なくない．このような症例で重視することは，心不全の病態改善に伴って理学療法を進めることができているか，また行った理学療法の負荷量が心不全増悪の因子になっていないかを，頻繁に評価することである．本症例は，発症より2日目に離床を行っているが，効果的な心不全治療が行われていたからこそ，その改善に合わせた理学療法が可能となった．心不全治療と寄り添って理学療法を行うことが理想である．肺うっ血性心不全症例における酸素化の程度は，心不全の状態を反映しているのである．

文　献

1) Mebazaa A, et al：Practical recommendations for prehospital and early in-hospital management of patients presenting with acute heart failure syndromes. *Crit Care Med*　36：S129–S139, 2008
2) Nohria A, et al：Clinical assessment identifies hemodynamic profiles that predict outcome in patients admitted with heart failure. *J Am Coll Cardiol*　41：1797–1804, 2003
3) Meta-analysis：Noninvasive ventilation in acute cardiogenic pulmonary edema. *Ann Intern Med*　152：590–600, 2010
4) Müller EA：Influence of training and of inactivity on muscle strength. *Arch Phys Med Rehabil*　51：449–462, 1970

よく迷い苦しむ難渋症例の攻略

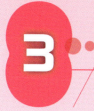

3 慢性閉塞性肺疾患の急性増悪症例

◆伊藤武久[*1] ◆飯田有輝[*1]

Summary

慢性閉塞性肺疾患（COPD：chronic obstructive pulmonary disease）の急性増悪症例に対する早期理学療法の目的は，デコンディショニングの是正と合併症の予防であり，これらは可及的早期離床を可能とする．発症早期の介入方法と，フレイルかつ労作時息切れを伴う症例に対して実践した筋力トレーニング方法や栄養管理について述べる．また，COPDの急性増悪症例においては，再発，再入院予防が包括的リハビリテーションの最大目標となるため，疾病管理状況を把握し考慮した点について概説する．

Key Words

慢性閉塞性肺疾患（COPD）の急性増悪，コンディショニング，合併症予防，フレイル，疾病管理プログラム

基礎的情報と医学的情報

診断名：誤嚥性肺炎，COPDの急性増悪．
年齢・性別・身長・体重・BMI：70歳，男性，159 cm，36.6 kg，14.5 kg/m²．
介護度：要介護3（訪問看護にて全身状態の観察，バイタルの測定，吸痰の実施．吸痰は，妻の手技に不安の訴えがあり指導を行う）．
既往歴：在宅酸素療法を導入し，在宅人工呼吸器を使用して間欠的に非侵襲的陽圧換気（NPPV：noninvasive positive pressure ventilation）を行っていた．COPDの

[*1] Takehisa Ito，Yuki Iida/JA愛知厚生連海南病院 リハビリテーション科

表1 慢性閉塞性肺疾患（COPD）における気流制限の重症度分類（気管支拡張薬吸入後の FEV_1 に基づく）

【対象：$FEV_1/FVC < 0.70$ の患者】
・GOLD 1（軽　症）：$FEV_1 \geqq 80\%$予測値
・GOLD 2（中等症）：$50\% \leqq FEV_1 < 80\%$予測値
・GOLD 3（重　症）：$30\% \leqq FEV_1 < 50\%$予測値
・GOLD 4（最重症）：$FEV_1 < 30\%$予測値

FEV_1：1秒量，FVC：努力性肺活量

急性増悪による 90 日以内の入院歴がある．なお，mini mental state examination（MMSE）は 27 点である．

現病歴：自宅にて妻による入浴介助後に呼吸苦が出現し，痰貯留もあり，経皮的動脈血酸素飽和度（SpO_2）75% から回復がみられず，救急要請（発熱：37.2℃，咳嗽：湿性咳嗽あり，喀痰：黄色粘稠痰多量，頻呼吸：25 回/分）にて，当院へ入院となる．第 2 病日には，NPPV を使用していたが頻呼吸と 1 回換気量の低下があり，動脈血液ガス分析（ABG：arterial blood gas analysis）にて動脈血二酸化炭素分圧（$PaCO_2$）150mmHg まで上昇し，マスク換気にて換気不十分であり，痰も多く，分泌物喀出が困難なため気道確保が必要となり，挿管・人工呼吸器管理となる．血圧の低下（収縮期血圧 70 台）を認めドパミン塩酸塩（0.3%）5 mL/H を開始し，生食補液を施行となる．鎮静管理としてデクスメデトミジン塩酸塩を使用し，ICU へ入室となった．

医学的情報（画像所見，生化学検査など）

①**修正 MRC 息切れスケール**（mMRC：modified medical research council dyspnea scale）**分類：**グレード 4．

②**COPD assessment test**（CAT）：総合点 35 点（3・4・5・5・5・5・4・4）．

③**GOLD 分類**（COPD における気流閉塞の重症度分類；**表1**）[1]：Ⅲ期．

④**肺機能測定（前回退院時）：**1秒量（FEV_1）2.0 L（予測 FEV_1 4.9 L），% FEV_1 41%，努力性肺活量（FVC）2.2 L（予測 VC 3.0 L），VC 2.9 L，% VC 73%．

⑤**呼吸筋力測定（前回退院時）：**最大吸気筋力（MIP）45 cmH_2O，最大呼気筋力（MEP）30 cmH_2O．

⑥**COPD の複合的評価（前回退院時；図1）：**グループ D．

⑦**BODE index（表2）：**8 点〔$BMI \leqq 21$ kg/m^2，% FEV_1 41%，mMRC グレード 4，6 分間歩行距離（6MWD：6 minute walk distance）205 m（前回退院時），修正 Borg Chest/Legs 7/7（終了時）〕．

⑧**hospital anxiety and depression scale（HADS；前回退院時）：**不安 14 点，抑うつ 14 点（中等症）．

⑨**A-DROP 分類（身体所見，年齢による肺炎の重症度分類；表3）[2]：**D 群，尿素窒素 10.1 mg/dL，SpO_2 76%，意識障害，収縮期血圧 70 mmHg．

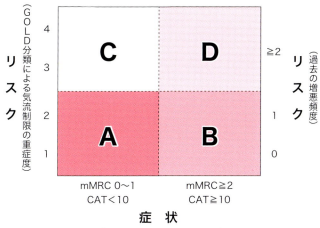

図1 慢性閉塞性肺疾患（COPD）の複合的評価（文献1）より引用）

mMRC：修正MRC息切れスケール，CAT：COPD assessment test

表2 BODE index の項目

	BODE index 0	1	2	3
BMI	>21	≦21		
% FEV$_1$	≧65	50〜64	36〜49	≦35
修正 MRC 息切れスケール	0〜1	2	3	4
6MWD	≧350	250〜349	150〜249	≦149

BMI：body-mass index, % FEV$_1$：% predicted FEV$_1$, 修正 MRC：modified medical research council, 6MWD：six minutes walking distance, 各項目の評価数値に対して BODE index の点数を加点，点数が高いほど重症．BODE index の重症度：0〜2点：I群（軽症），3〜4点：II群（中等度），5〜6点：III群（重症），7〜10点：IV群（最重症）

表3 A-DROP 分類─身体所見，年齢による肺炎の重症度分類（文献2）より引用）

使用する指標
・A（Age）：男性 70 歳以上，女性 75 歳以上
・D（Dehydration）：BUN 21 mg/dL 以上，または脱水あり
・R（Respiration）：SpO$_2$ 90%（≒PaO$_2$ 60Torr）以下
・O（Orientation）：意識障害あり
・P（Blood Pressure）：血圧（収縮期）90 mmHg 以下

重症度分類と治療の場の関係
・軽　度：上記5つの項目のいずれも満足しないもの　→外来治療
・中等度：上記項目の1つまたは2つを有するもの　→外来または入院治療
・重　症：上記項目の3つを有するもの　→入院治療
・超重症：上記項目の4つをまたは5つを有するもの　→ICU 入院
ただし，ショックがあれば1項目のみでも超重症とする

BUN：尿素窒素，SpO$_2$：経皮的動脈血酸素飽和度，PaO$_2$：動脈血酸素分圧

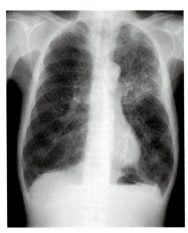

図2 胸部 X 線（第 2 病日：挿管前）

⑩**胸部 X 線（図2）**：左肺炎像（第 2 病日：挿管前）滴状心.

⑪**原因菌**：検出されず.

⑫**痰量, 性状**：黄白色粘稠, 多量.

⑬**血液検査（カッコ内は当院基準値）**：白血球 10,800/μL（3,500〜9,200）, ヘモグロビン 13.6 g/dL（13.7〜16.8）, C 反応性蛋白（CRP）0.4 mg/dL（0.3 以下）, 総たんぱく 6.7 g/dL（6.6〜8.1）, 尿素窒素 10.1 mg/dL（8〜20）, クレアチニン 0.41 mg/dL（0.65〜1.07）, 推定糸球体濾過量（eGFR）152.0（90 以上）, Na 146 mmol/L（138〜145）, K 4.2 mmol/L（3.6〜4.8）, Cl 99 mmol/L（101〜108）, Ca 9.2 mg/dL（8.8〜10.1）, 脳性ナトリウム利尿ペプチド（BNP）9.3 pg/mL（18.4 以下）, 血清アルブミン（ALB）4.1 g/dL（4.1〜5.1）, 総リンパ球数 518/μL（1800/μL 以上）, 好中球（Neu）90.4%（45.2〜68.8）, リンパ球（Lym）4.8%（18〜50）, 総コレステロール（T-cho）156 mg/dL（128〜219）.

⑭**来院時の動脈血ガス分析**：酸素療法（フェイスマスク流量 6 L/m）, pH 7.197, $PaCO_2$ 126 mmHg, 動脈血酸素分圧（PaO_2）90.8 mmHg, 重炭酸イオン（HCO_3^-）49.0 mmol/L, 過剰塩基（BE）17.7 mmol/L, 乳酸（Lac）4 mg/dL.

⑮**挿管・人工呼吸器設定時の動脈血ガス分析**：従圧式 synchronized intermittent mandatory ventilation（SIMV）, 吸入気酸素濃度（F_IO_2）41%, 終末呼気陽圧（PEEP）4 cmH_2O, puressure support（PS）18 cmH_2O, pH 7.406, $PaCO_2$ 74 mmHg, PaO_2 60.9 mmHg, HCO_3^- 46.9 mmol/L, BE 19.7 mmol/L, Lac 18 mg/dL.

⑯**心電図（虚血性変化, 不整脈など）**：洞調律, 洞性頻脈（心拍数 120 bpm）, 心臓超音波検査は左室駆出分画（LVEF）40%, 下大静脈（IVC）12/5 mm, 鎮静深度（RASS：Richmond agitation sedation scale）は−1〜+1, せん妄評価（CAM-ICU：confusion assessment method for the ICU）はせん妄なし.

治療方針と治療経過（投薬状況, 処置など）：肺炎に対する薬物療法として, 抗菌薬

（スルバシリン® 静注用 1.5 g 2V）およびステロイド（デカドロン® 注射液 3.3 mg 2A）が使用された．また，入院初期の人工呼吸器管理に伴う鎮静管理として鎮静薬（プレセデックス® 静注液 200 μg 1V）が，循環動態不安定に対し，強心薬（カコージン D® 注 0.3%）が使用された．入院前は，COPD 慢性期の管理として，気管支拡張剤には $β_2$ 刺激薬（ホクナリンテープ® 2 mg 1 枚×1 回/日）とメチルキサンチン（テオドールドライシロップ® 20% 1 g×2 回/日）を使用していた．また，喀痰調整剤（アンブロキソール塩酸塩 45 mg 1 錠×1 回/日，カルボシステイン錠® 250 mg 2 錠×3 回/日）および吸入剤（アドエア 125 エアゾール® 2 回/日）が処方されていた．なお，インフルエンザワクチンおよび肺炎球菌ワクチンは接種済みであった．

- **入院前活動**：外来呼吸リハビリテーションを週 2 回実施し，自宅では屋内活動が中心であった．トイレ動作は自立していた．訪問看護による全身状態の観察を導入していた．限られた身の回りのことしかできず，介護を必要とし日中の 50% 以上をベッドか椅子で過ごしている状態であった．
- **食事**：経腸栄養管理は，ICU 入室後 48 時間以内に経腸栄養剤（プルモケア®-Ex）を 25 kcal/kg/日より開始し第 4 病日まで施行され，第 5 病日より嚥下訓練食〔主食は五分粥ミキサー（エンガード® 入り），副食は嚥下調整食 2-2：口腔内の簡単な操作で食塊状にあるもの（ピューレ・ペースト・ミキサー食など）で咀嚼能力として下顎と舌の運動による食塊形成および食塊保持能力が必要とされる[3]〕，食塩およびたんぱく制限なしで開始となった．開始時の摂取量は，主食 8 割を摂取，副食 10 割を摂取し，その後はおおよそ 10 割摂取できていた．
- **食事摂取時の臨床症状**：嚥下内視鏡検査では，嚥下反射惹起の遅延を認め，痰貯留や咽頭残留による摂食中の咳払いを繰り返すことがある．
- **栄養評価**：controlling nutritional status（CONUT）は 4 点（ALB 4.1 g/dL，TLC 518/μL，T-cho 156 mg/dL），指示エネルギー量は 1,816 kcal，嚥下訓練食 1,000 kcal，経口エンジョイゼリー（クリニコ社）200 g（272 kcal）×3，必要エネルギー量 1,600 kcal，基礎代謝量 886 kcal　活動係数 1.4　ストレス係数 1.3（COPD），体重 36.6 kg，標準体重（IBW）55 kg，標準体重比（% IBW）66.5%（高度栄養不良），BMI 14.5 kg/m² （低体重）．

初期の理学療法評価と臨床推論

初期の理学療法評価（発症 1～5 日目）

- 徒手筋力検査（MMT）：右・左四肢 4 レベル．
- 関節可動域：制限なし．
- 握力：20 kg．

- 10 m 歩行時間：12.1 秒．
- フレイルの把握：基本チェックリスト（**表 4**）は 8 点以上でフレイルに該当（入院前生活より）．
- 6MWD：205 m（前回退院時，酸素療法はネーザル流量 2 L/m，安静時 SpO_2 は 96％から終了時 SpO_2 は 92％）．
- 修正 Borg Chest/Legs：8/7（終了時）．

初期の臨床推論（発症 1〜5 日目）

1．慢性閉塞性肺疾患（COPD）の急性増悪因子の抽出
- われわれが初期評価の段階で注視している点は，COPD の急性増悪因子の抽出を目的とした疾病管理状況と，入院前におけるフレイルの有無について把握することである．
- 本症例の急性増悪因子として，不顕性誤嚥による感染，嚥下障害による低栄養などがあり，労作時息切れ悪化など生活動作が困難な状態であると判断した．

2．フレイルの有無
- 入院時点でフレイルを呈するか否かを厚生労働省作成の基本チェックリストでスクリーニングすると，本症例は 8 点以上であり，フレイルに該当した．また，サルコペニアの簡易基準から 65 歳以上かつ握力 25 kg 未満かつ BMI 18.5 kg/m² 未満であること，さらに GOLD 分類より気流制限は重度であり増悪のリスクが高いこと，mMRC≧2，CAT≧10 と症状レベルも高いことから，本症例は重度の COPD による悪液質の状態と考えられたため，二次性のサルコペニアを呈していると判断した．

3．呼吸状態
- 来院時の血液検査から呼吸性アシドーシスを認め，今回発症の肺炎については白血球数 $10,800/\mu L$，CRP 0.4 mg/dL，原因菌は検出されなかった．治療は，ペニシリン系抗菌薬（スルバクタムナメリウム，アンピシリンナメリウム）が投与された．感染症としては軽度であるが，嚥下障害からの誤嚥性肺炎を繰り返すという負のスパイラルをどう断ち切るかが，本症例の問題点となると考えた．

4．身体的および精神的コンディショニング
- 本症例のコンディショニングについて身体面は，粘稠痰が多量であることや鎮静管理および入院前からの呼吸筋力低下により自己排痰が困難であることから気道クリアランスの低下，また寝返りなどの体動が困難であることから褥瘡や全身筋力低下のリスクが問題点としてあげられた．
- 精神面では，入院前の HADS で不安や抑うつはともに中等症であり，人工呼吸器管理や入院による重症化が懸念された．しかし通院歴は長く，リハビリテーションに対するモチベーションやアドヒアランスは良好なため，理学療法の進行には大きな影響はないと考えた．

3. 慢性閉塞性肺疾患の急性増悪症例

表4 基本チェックリスト―構成と各分野の該当基準 (文献4) より引用)

No	質　問　事　項	回答 (いずれかに ○をお付けください)	
1	バスや電車で1人で外出していますか	0. はい	1. いいえ
2	日用品の買い物をしていますか	0. はい	1. いいえ
3	預貯金の出し入れをしていますか	0. はい	1. いいえ
4	友人の家を訪ねていますか	0. はい	1. いいえ
5	家族や友人の相談にのっていますか	0. はい	1. いいえ
6	階段を手すりや壁をつたわらずに昇っていますか	0. はい	1. いいえ
7	椅子に座った状態から何もつかまらずに立ち上がっていますか	0. はい	1. いいえ
8	15分くらい続けて歩いていますか	0. はい	1. いいえ
9	この1年間に転んだことがありますか	1. はい	0. いいえ
10	転倒に対する不安は大きいですか	1. はい	0. いいえ
11	6カ月間で2〜3kg以上の体重減少がありましたか	1. はい	0. いいえ
12	身長　　cm, 体重　　kg（BMI＝　　）*	1. はい	0. いいえ
13	半年前に比べて固いものが食べにくくなりましたか	1. はい	0. いいえ
14	お茶や汁物等でむせることがありますか	1. はい	0. いいえ
15	口の渇きが気になりますか	1. はい	0. いいえ
16	週に1回以上は外出していますか	0. はい	1. いいえ
17	昨年と比べて外出の回数が減っていますか	1. はい	0. いいえ
18	周りの人から「いつも同じことを聞く」などのもの忘れがあるといわれますか	1. はい	0. いいえ
19	自分で電話番号を調べて，電話をかけることをしていますか	0. はい	1. いいえ
20	今日が何月何日かわからない時がありますか	1. はい	0. いいえ
21	（ここ2週間）毎日の生活に充実感がない	1. はい	0. いいえ
22	（ここ2週間）これまで楽しんでやれていたことが楽しめなくなった	1. はい	0. いいえ
23	（ここ2週間）以前は楽にできていたことが今ではおっくうに感じられる	1. はい	0. いいえ
24	（ここ2週間）自分が役に立つ人間だと思えない	1. はい	0. いいえ
25	（ここ2週間）わけもなく疲れたような感じがする	1. はい	0. いいえ

*BMI＝体重(kg)÷身長(m) が18.5未満の場合に該当とする

基本チェックリストの構成

NO. 1〜5：日常生活関連動作　　　　　NO. 16〜17：閉じこもり
NO. 6〜10：運動器の機能　　　　　　NO. 18〜20：認知機能
NO. 11〜12：低栄養状態　　　　　　　NO. 21〜25：抑うつ気分
NO. 13〜15：口腔機能

二次予防事業対象者の選定基準

① 「抑うつ気分（NO. 21〜25）を除く20項目（NO. 1〜20）」のうち10項目以上
② 「運動器の機能（NO. 6〜10）」のうち3項目以上
③ 「低栄養状態（NO. 11〜12）」の2項目
④ 「口腔機能（NO. 13〜15）の2項目以上
①〜④のいずれかに該当

二次予防事業の対象者が併せて支援を考慮される分野の基準

⑤ 「閉じこもり（NO. 16, 17）」のうちNO. 16に該当
⑥ 「認知機能（NO. 18〜20）」のうち1項目以上に該当
⑦ 「抑うつ気分（NO. 21〜25）」のうち2項目以上に該当

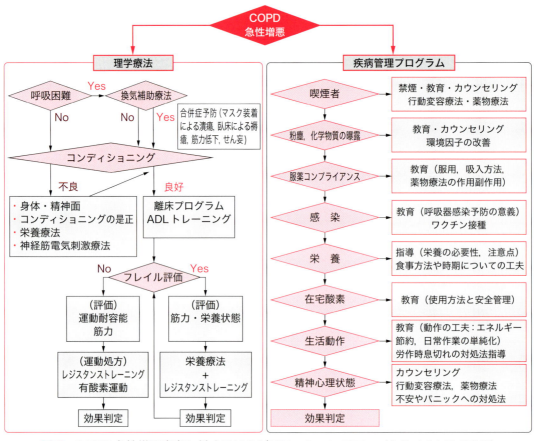

図3 COPD急性増悪患者に対するリハビリテーションフロー （文献5）より改変引用）

表3 高齢誤嚥性肺炎患者における経口摂取獲得に関連する予後因子（文献3）より改変引用）

・男性	・脳血管障害
・低ADL	・口腔疾患
・低体重	・精神障害
・重症肺炎パラメーター（脱水，低酸素，意識障害，血圧低下）	・神経疾患
	・慢性肺疾患
・悪性腫瘍	・腎不全などの併存疾患
・敗血症	

 ## エキスパートへのワンポイント講座

▶ COPDは再発，再入院を繰り返すことにより予後が悪化するため，疾病管理状況を把握し，予防的方策として疾病管理プログラムを立案することが重要である．

▶ 当院では，フレイルに該当するか否かで介入方法を分けており，フレイルであれば「栄養療法＋レジスタンストレーニング」を主体としたプログラム構成とし，フレイルに該当しなければ「レジスタンストレーニング＋有酸素運動」を主体としたプログラムを組んでいる（**図3**）．

▶ Momosakiら[6]の高齢誤嚥性肺炎患者における経口摂取予後因子（**表3**）を参考に，

表4　誤嚥をきたしやすい病態（文献3）より引用）

① 神経疾患：脳血管疾患（急性期，慢性期），中枢性変性疾患，パーキンソン病，認知症（脳血管性，アルツハイマー型）
② 寝たきり状態（原疾患問わず）
③ 口腔の異常：歯の噛み合わせ障害（義歯不適合を含む），口腔内乾燥，口腔内悪性腫瘍
④ 胃食道疾患：食道憩室，食道運動異常，悪性腫瘍，胃食道逆流，胃切除
⑤ 鎮静剤，睡眠剤，抗コリン薬など口腔内乾燥をきたす薬剤，経管栄養

経口摂取自立復帰が可能かどうかのスクリーニングを行っている．また，誤嚥をきたしやすい病態[3]（表4）を有しているかのスクリーニングを行い，再発リスクの抽出に役立てている．

▶ コンディショニングが良好であれば離床プログラムやADLトレーニングを進め，コンディショニングが不良であれば，身体的・精神的デコンディショニングの是正を考慮する．離床困難例においては，筋力維持を目的にベッド上で行える神経筋電気刺激療法（NMES：neuro muscular electrical stimulation）を施行する．

▶ 特に発症初期においては，身体面のみならず，精神面のコンディショニングも把握し介入方法を検討することが重要である．精神面としては，モチベーションおよびアドヒアランスの向上，運動に対する不安の軽減が主な介入ポイントとなる．

▶ 換気補助療法が施行されている場合，特有の合併症予防を目的としたアセスメントも重要である．すなわち，マスク装着による潰瘍，臥床による褥瘡や筋力低下，せん妄発生などの合併症に注意する．

▶ 対策としては，能動的な離床やケア，マスクフィッティングやポジショニング（エアマット，クッションの選定，体圧計使用による評価も含む），良質な睡眠の確保，環境整備などを実施している．

理学療法PDCAサイクルから考える臨床推論

理学療法計画（Plan）

1．問題点の抽出
- COPDによる悪液質．
- 筋力低下．
- 不顕性誤嚥．
- 栄養障害．
- 労作時の息切れ．

2．理学療法の目標設定
- **短期目標（1週間）**：デコンディショニングの是正，合併症（潰瘍，褥瘡，せん

妄）予防，可及的早期離床．
- **長期目標（3週間）**：屋内移動能力の向上（歩行が酸素投与下で15 m安定して行える），外来リハビリテーションでの体力向上と運動の習慣化．

3．考えられるリスク・リスク層別化
- 鎮静剤使用による過鎮静のリスクは換気低下，自己排痰困難（痰詰まり），体動困難（褥瘡），筋力低下，せん妄発生．
- 挿管管理による人工呼吸器管理中は人工呼吸器関連肺炎（VAP：ventilator associated pneumonia）のリスク．
- 体位変換における循環変動のリスク．
- 低栄養の進展．

 臨床推論

- 鎮静管理にはデクスメデトミジン塩酸塩が使用され，鎮静深度は適正でせん妄も認めなかった．
- 栄養摂取においては，気管挿管チューブ抜去後の第5病日より経口摂取にて嚥下訓練食を10割摂取できていた．
- 嚥下反射惹起の遅延や咽頭残留が誤嚥の問題点としてあげられた．さらに，悪液質を併発していることから，全身性の炎症反応に伴う骨格筋分解などの異化亢進状態であると推測した．そのため，悪液質以外の栄養障害を最小限にとどめ，筋肉量の維持を図ることが本症例の介入ポイントの一つとなると判断した．

 エキスパートへのワンポイント講座

▶ 気管挿管の管理中は，VAPのリスクを配慮して介入する必要がある．
▶ 筋力維持やせん妄予防のため患者負担を考慮しつつ，能動的な適刺激の入力を行う必要がある．
▶ 当院では高齢誤嚥性肺炎の入院患者に対し，多職種によるリハビリテーション栄養のカンファレンスを行っている．具体的には，適正エネルギー量の確認や言語聴覚士による摂食嚥下の評価，食事形態や摂食介助方法および摂食姿勢の統一，理学療法士と作業療法士による現時点の活動量や摂食時の姿勢保持，座位耐性能の報告を行い，安全な摂食が行えるように取り組んでいる．

 理学療法計画の実行（Do）

- 体位ドレナージおよび用手的呼吸介助．
- 筋力トレーニング（低強度運動，NMES）．

 臨床推論

- 気管挿管の管理中に考慮した点は，VAPの予防とABCDEバンドルの実践である．

- VAP対策として，体位は誤嚥予防を目的に45°の頭部挙上位とした．また毎朝，担当看護師とミーティングを行い，不顕性誤嚥のリスクについて情報を共有し，体位ドレナージを含めた理学療法および看護ケアの管理を行った．
- 実践内容として，口腔ケアおよび口腔内の唾液処理，カフ上間欠吸引を徹底した．多量の粘稠痰に対しては適宜聴診を行い，痰の貯留に伴う気道クリアランスの低下を認めた際は，排痰と換気の改善を目的に体位ドレナージおよび用手的呼吸介助による含気の向上を図った．なお，体位ドレナージは2時間ごととした．
- さらに痰の性状や量の変化を評価し，必要時は医師と加湿および去痰剤について相談し，適宜変更した．この時期は45°頭部挙上位を基本姿勢とし，適宜体位ドレナージを併用して酸素化の安定を図る必要があると考えた．
- 夜間の体位変換のスケジュールは，日勤帯の評価結果を踏まえ夜勤帯看護師への申し送り，シームレスな体位管理により合併症予防を行う必要があると判断した．
- ABCDEバンドルに則って翌朝，鎮静薬を中止したところ，RASSは0で口頭指示に対する開眼や動作が容易に可能であり，30分以上鎮静薬を中断してもせん妄や不穏はみられなかった．また，人工呼吸器設定を持続的気道陽圧（CPAP：continuous positive airway pressure）モードで30分程度観察し，呼吸数，酸素化，循環動態，呼吸促拍の徴候は認めなかったため，気管挿管翌日に抜管に至った．
- 褥瘡対策は，基本姿勢となる45°頭部挙上位にて仙骨部の体圧測定を看護師と行い，マットレスの適正について評価した．また，圧抜きグローブなどを用いて2時間以内の圧抜きを実施する必要があると考えた．
- 筋力の低下予防を目的に，指示動作や患者協力が得られる程度（RASSは−2～＋1，CAM-ICUはせん妄なし）であれば，能動的な筋力トレーニングを低強度から開始する．しかし，発症早期の患者は倦怠感や脱力感を伴うため，有効な筋収縮や持続時間が得られないことも考えられ，発症初期や鎮静管理中においては，当院ではNMESを実施している．具体的には，両側大腿四頭筋および下腿三頭筋に対して30～60分行い，NMESによる筋疲労（low frequency fatigue）を伴わない強度で行う．本症例においても，体位ドレナージや看護ケア以外の時間にスケジュールを組み込み，45°頭部挙上位でNMESを毎日実施した．筋力トレーニングについては，D&M社製ハンドエクササイザー（抵抗力：0.6～1.3 kg）による握力運動やセラチューブ（低体力者向け）を用い，四肢の運動を実施した．
- 自覚的運動強度で修正Borg scaleが2程度，患者が「楽」と感じられる範囲の負荷を，8～15回を目安に状態に応じて1～3セット実施した．

 ## エキスパートへのワンポイント講座

▶ ABCDEバンドル[7]は，A：自発覚醒トライアル（SAT：spontaneous awakening trial），B：自発呼吸トライアル（SBT：spontaneous breathing trial），C：毎日の覚醒と呼吸の調整（coordination），D：せん妄のモニタリング（delirium monitor-

表5 海南病院ICUにおける運動療法のステップアップ基準

ステップ	0	1	2	3	4	5
患者協力	なし	低い	中等度	ほぼ完全	完全	完全
リスク基準	該当		全項目に該当しない			
ポジショニング	・2時間ごとの体位変換	・2時間ごとの体位変換 ・ファウラー肢位	・2時間ごとの体位変換 ・head-up 90°（90°頭部挙上位） ・椅子座位	・2時間ごとの体位変換 ・椅子座位 ・端座位 ・介助立位	・移乗移動動作 ・端座位 ・介助立位	・移乗移動動作 ・端座位 ・立位
理学療法	・他動運動 ・呼吸理学療法	・他動運動機械含む ・神経筋電気刺激療法（NMES） ・呼吸理学療法	・他動運動 ・自動運動 ・NMES ・レジスタンストレーニング ・エルゴメーター	・他動運動 ・自動運動 ・NMES ・レジスタンストレーニング ・エルゴメーター ・ADL動作	・他動運動 ・自動運動 ・NMES ・レジスタンストレーニング ・エルゴメーター ・ADL動作 ・歩行器歩行	・他動運動 ・自動運動 ・NMES ・レジスタンストレーニング ・エルゴメーター ・ADL動作 ・歩行器歩行

・患者協力は適正な鎮静下（RASS －2〜＋1）で評価する
・自覚的運動強度：修正Borg scale＜4を目安
・リスク基準：以下の場合，ステップを進めない
　▶循環動態不安定（収縮期血圧＜80 mmHg，致死的不整脈，補助循環装置）
　▶新たに発生した深部静脈血栓
　▶安定していない脳損傷（20 mmHg＜頭蓋内圧）
・外傷や出血，病態不安定などによりステップを進められない場合は許可される範囲とする

ing），E：早期の運動（exercise/early mobility）を一連に実施することで，人工呼吸器離脱の促進や過鎮静防止に有効とされる．

▶当院では，せん妄の評価は看護師が実施し，毎朝6時にSATとSBTを行い，日勤帯における抜管の検討には理学療法士も加わる．early mobilityには運動療法のステップアップ表（プロトコル；表5）を用いている．

▶また，清拭などのケアにおいては，衣服を着ていない状態での骨突出部の確認や発赤の有無を評価することも重要である．

▶レジスタンストレーニングの頻度や強度が十分に遂行できるまでは，NMESの併用が有効である．

理学療法計画の評価および検証（Check）

- 呼吸器設定はCPAPモード（PS：5　PEEP：5　F_IO_2：0.3）．
- 酸化はPaO_2/F_IO_2 ratio（P/F）は148→256（PaO_2/F_IO_2 77/0.3），SpO_2＞90％．
- 動脈血液ガス分析はpH＞7.25（呼吸性アシドーシスがない）．
- 一回換気量は238→350 mL，分時換気量は7.3→7.0 L/min，呼吸数は31→20回/min．

- rapid shallow breathing index（f/vt）は 130→57.
- MIP は 40 cmH$_2$O，MEP は 28 cmH$_2$O.
- 痰量および性状は黄白色粘稠痰が多量から少量.
- 聴診は左肺舌区の coarse crackles.
- 胸部 X 線像は左肺炎像の減弱傾向.
- 鎮静剤はデクスメデトミジン塩酸塩の中止.
- RASS は 0.
- CAM-ICU はせん妄なし.
- Glasgow Coma Scale（GCS）は 4/T/6.
- 呼吸補助筋の過剰な使用がない.
- 血行動態が安定している.

臨床推論

- 本症例は COPD の急性増悪患者であり，再挿管リスクは高く，抜管後は排痰および換気促進のための呼吸理学療法を行う必要があると判断した．また，換気不全に備え，NPPV の準備が必要であると考えた．
- 前述の指標から，SAT および SBT の開始安全基準および成功基準を満たしていると判断した．また，本症例における気管挿管の目的は，意識障害と痰喀出困難による換気障害であるが，人工呼吸器のウィーニング（weaning）後，痰の増量はみられず換気能は改善傾向であること，鎮静剤を切った後の意識レベルに問題がないことから，気管挿管チューブの抜管は可能であると判断し抜管に至った．
- 呼気筋力は弱く，自己排痰は不十分と予測されたため，抜管後の呼吸理学療法や吸引が必要であると判断した．また，入院前から換気能が低下しているため，間欠的に NPPV を使用した．

エキスパートへのワンポイント講座

▶ 理学療法士も人工呼吸器離脱トライアル中の SBT や気管挿管チューブ抜管時に立ち会うことで，自発呼吸の状態での聴診などによるフィジカルアセスメントを行い，肺胞虚脱が起きていないかや，抜管後の有効体位などを検討することができる．その際，スパイロメーターなどを使用して抜管前の呼吸機能検査を行い，呼吸筋力や努力性肺活量を人工呼吸器離脱の一指標とし，その他の指標も踏まえ多職種で抜管について協議する．

▶ 気管挿管チューブ抜管時から立ち会い，抜管後の酸素化改善に向けた体位呼吸療法や排痰訓練などの呼吸理学療法をシームレスに行うことで，その後の離床プログラムを円滑に進めることができる．

理学療法計画の改善および再計画（Action）

1．理学療法の再計画
- 気管挿管チューブを抜去し NPPV の間欠使用に至ったため，段階的離床ならびに摂食嚥下訓練へと移行する．今後の再発予防に向け，疾病管理プログラムによる患者教育と悪液質に対する栄養療法および運動療法を併用する．

2．摂食嚥下機能
- 摂食嚥下機能の評価として誤嚥をきたしやすい病態のスクリーニングを行う．本症例では，口腔の異常（歯の噛み合わせ障害：義歯不適合），胃食道疾患（食道運動異常：逆流性食道炎），医原性（不眠に対する睡眠剤使用）が該当する．義歯不適合は口腔外科で対応し，睡眠剤使用は唾液の不顕性誤嚥リスクを考慮し，精神科で投薬の種類と容量を再検討する方針となった．

3．栄養状態
- 入院時の CONUT では 4 点と軽度異常レベルであるが，BMI が 14.5 kg/m^2 で，％IBW が 66.5％と高度栄養不良の状態と判断できる．栄養療法ガイドラインに沿って，ICU 入室後 48 時間以内に経腸栄養管理がなされた．
- 高二酸化炭素血症に対する対策として，脂質を多く含んだ経腸栄養剤を 25 kcal/kg/日より開始し，第 4 病日まで施行され，第 5 病日より嚥下訓練食開始となった．本症例は％IBW が 80％未満であり，積極的な栄養療法の適応である．また，本症例は嚥下機能に問題があるため，栄養補助食品の形状はゼリーレベルと選択肢が限られる．換気不全を配慮する必要もあるが，タンパク質，脂質，炭水化物をバランスよく摂取でき高エネルギーであるゼリー状のものを選択した．

4．経過および再入院予防計画
- 入院 30 日目で在宅生活が可能と判断され，退院となった．本人，妻，ケアマネジャー同席で退院調整会議を行い，訪問看護で入浴介助を追加するケアプランをたて，労作時の息切れに対処した．退院後は 2 回/週の外来リハビリテーションを行い，疾病管理状況の把握と有酸素運動およびレジスタンストレーニングを継続した．また，ホームエクササイズとして前述の吸気筋トレーニングを毎日実施し，2 カ月後には MIP の 60％強度である 30 cmH$_2$O 負荷×30 ブレス×2 セットを遂行できた．以下に，退院 2 カ月後の評価結果を示す．呼吸機能検査として，肺機能測定は FEV$_1$ 2.1 L（予測 FEV$_1$ 4.9 L），％FEV$_1$ 43％，FVC 2.3 L（予測 VC 3.0 L），％VC 77％，呼吸筋力測定は MIP 52 cmH$_2$O，MEP 30 cmH$_2$O と吸気筋力は向上し，また 36.9 kg と体重も維持することができた．さらに，身体機能は MMT（右・左四肢）4 レベル，握力 20 kg，10 m 歩行時間 11.0 秒，6MWT 255 m（酸素療法：ネーザル流量 2 L/m の条件下で安静時 SpO$_2$ 96％→終了時 SpO$_2$ 92％）修正 Borg Chest/Legs 7/7（終了時）と，前回退院時に比べて良好な結果であった．COPD 患者において身体活動量は予後と強く関連することから[8]，当院では入院期より活動量計を用いた評価を行い，測定した活動量

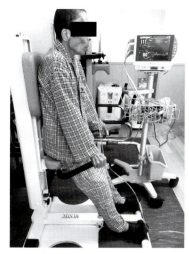

図4　アシスト機構のあるスクワットトレーニング機器

をもとに目標となる歩数などを設定している．本症例の身体活動量（ライフコーダ® GS4秒版，スズケン）としては，歩数1,430歩/日（退院時）→1,560歩/日（退院2カ月後）であった．

臨床推論

- 包括的リハビリテーションの目標は，再入院の予防（適切な疾病管理が行える）であると考える．
- 自己排痰および妻による吸引手技の安定によって排痰処理ができることを目指す．
- 活動性の維持について，離床や運動療法を進めるうえで留意した点は，酸素投与量である．慢性的に高炭酸ガス血症がある場合，呼吸中枢における換気調節は二酸化炭素よりも酸素による呼吸ドライブ（呼吸運動を引き起こす呼吸原動力の総和）が主体となるため，高濃度の酸素投与はCO_2ナルコーシスのリスクを伴う．したがって，SpO_2を少なくとも90％前後に保つよう，労作時や運動を行う際は，酸素流量の微調整を医師と相談し決定することとした．また，本症例では離床プログラムの初期に呼吸苦を認めた．重症例では末梢気道狭窄から息切れが生じると考えられるため，医師，薬剤師と相談し，運動前に短時間作用性吸入β_2刺激薬（SABA）を用いた．離床開始時は，立ち上がり動作で自重36.6 kgを支えることが困難な状態であり，介助を要した．レジスタンストレーニングには，筋力低下の著しい患者に対して，当院ではアシスト機構のあるスクワットトレーニング機器[9]（MUS-TEC™，ファイテック社：図4）を使用している．自重の−10 kg負荷×5回×5セットと，軽い負荷より開始した．吸気筋トレーニングには，パワーブリーズ® メディク（POWER breathe International）を用い，MIPの40％強度である20 cmH_2O負荷×30ブレス×2セットより開始した．段階的にそれぞれの負荷強度を上げ，断続的に120 m歩行（労作時酸素療法：ネーザル流量3 L/m）をSpO_2

91〜95％で実施できるまでに回復した．
- 安全な食事摂取については，摂食嚥下リハビリテーションは言語聴覚士が介入するが，その評価結果では咽頭期に問題があり，言語聴覚士による嚥下機能評価と理学療法士による座位耐性能および姿勢保持能の評価を合わせて総合的に検討し，摂食時の姿勢は30°頭部挙上位と決定した．また，誤嚥性肺炎についても対策が必要であると考えた．

 エキスパートへのワンポイント講座

▶ 誤嚥性肺炎の治療指針では，口腔ケア，摂取嚥下リハビリテーション，睡眠薬の減量，就寝時の体位は頭部の軽度挙上，栄養状態の改善などが示されている[5]．
▶ COPD診断と治療のガイドラインより，COPDの栄養障害に対しては高エネルギー，高蛋白食が基本である．特に分枝鎖アミノ酸を多く含む食品や呼吸筋収縮に関係するP，K，Ca，Mgの摂取など，%IBWの低下を示す場合には栄養療法を考慮することが推奨されている[10]．
▶ ICUであっても，食事の際は車いす座位が望ましいが，摂食嚥下機能に問題のある患者では，多職種で情報を共有し安全な肢位をとることが重要である．

本症例を振り返って

　GOLD分類のⅢ期であり，労作時息切れを伴う症例に対し，運動前の短時間作用性吸入β2刺激薬の使用や神経筋電気刺激療法，アシスト機構を用いた筋力トレーニングは，精神面のコンディショニングが整っていない症例への導入やアドヒアランス向上にも有効である．また，嚥下機能障害のため食事形態に制限があり，多職種での連携が不可欠であった．COPDの急性増悪を繰り返す症例は，再発・再入院の予防が最大の目標となる．そのため本人および家族への疾病管理指導や，増悪時の早期受診の目安[11]などを明確に指導することも重要である．

文　献

1) GLOBAL STRATEGY FOR THE DIAGNOSIS, MANAGEMENT, AND PREVENTION OF CHRONIC OBSTRUCTIVE PULMONARY DISEASE（2018 REPORT：https://goldcopd.org/wp-content/uploads/2017/11/GOLD-2018-v6.0-FINAL-revised-20-Nov_WMS.pdf）2018年9月29日閲覧
2) 日本呼吸器学会市中肺炎診療ガイドライン作成委員会（編）：成人市中肺炎診療ガイドライン．日本呼吸器学会，2007
3) 日本摂食・嚥下リハビリテーション学会医療検討委員会：日本摂食・嚥下リハビリテーション学会嚥下調整食分類2013（https://www.jsdr.or.jp/wp-content/uploads/file/doc/classification2013-manual.pdf）2018年9月12日閲覧
4) 佐竹昭介：基本チェックリストとフレイル．日老医誌　55：319-328，2018
5) 山田純生：心疾患の運動リハビリテーション介入―対象からみたゴール設定と運動介入による改善ポイント．総合リハ　40：1399-1410，2012
6) Momosaki R, et al：Predictive factors for oral intake after aspiration pneumonia in older adults.

Geriatr Gerontol Int **16**：556–60, 2016

7）日本呼吸器学会 医療・介護関連肺炎（NHCAP）診療ガイドライン作成委員会（編）：医療・介護関連肺炎診療ガイドライン第1版．メディカルレビュー社，2011，pp1–39

8）佐藤英文：ウェイト・サポート機構を用いたスクワットマシン（MUSTEC™）の臨床的評価．呼吸器科 **11**：276–284，2007

9）日本呼吸器学会COPDガイドライン第4版作成委員会（編）：COPD（慢性閉塞肺疾患）診断と治療のためのガイドライン第4版．メディカルレビュー社，2013，pp1–161

10）Vasilevskis EE, et al：Reducing iatrogenic risks：ICU-acquired delirium and weakness--crossing the quality chasm. *Chest* **138**：1224–1233, 2010

11）Waschki B, et al：Physical activity is the strongest predictor of all-cause mortality in patients with COPD：a prospective cohort study. *Chest* **140**：331–342, 2011

12）井上登太：誤嚥性肺炎ケアをする人のための必要知識．ブイツーソリューション，2008，pp1–80

よく迷い苦しむ難渋症例の攻略

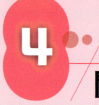

運動誘発性低酸素血症を伴う間質性肺炎症例

◆ 渡邉文子[*1]

Summary

間質性肺炎の運動耐容能低下には，拘束性障害やガス交換障害に加えて，下肢の骨格筋の機能異常が関与している．間質性肺炎における運動療法を中心とした理学療法の有用性が報告されつつある．間質性肺炎の特徴として，著明な運動時低酸素血症があり，運動時に酸素療法を併用することや，インターバルトレーニングで実施するなどの工夫が必要である．

Key Words

特発性間質性肺炎，呼吸リハビリテーション，運動療法

基礎的情報と医学的情報

診断名：間質性肺炎
年齢・性別・身長・体重・BMI：72歳，女性，152.1 cm，41.4 kg，17.9 kg/m²．
現病歴：日常生活動作（ADL）は維持されていたが，坂道や階段など負荷の強い労作時での呼吸困難が増強してきた．
既往歴：特になし．
医学的情報
① **肺機能**：肺活量 1.26 L，％肺活量 59.2％，肺拡散能 4.38 mL/min/mmHg，％肺拡散能 38.6％（表1）．
② **胸部X線所見**：左肺野を中心としたスリガラス影および蜂巣肺を呈し，肺容量の縮小を認めた（図1）．

[*1] Fumiko Watanabe/公立陶生病院 中央リハビリテーション部

表1 本症例における肺機能と動脈血液ガス分析

肺機能	測定値	%予測値
肺活量（L）	1.26	59.2
肺拡散能（mL/min/mmHg）	4.38	38.6

動脈血液ガス分析 （安静時，酸素1L吸入）	測定値
pH	7.393
PaO₂（torr）	69.8
PaCO₂（torr）	44.4

PaO₂：動脈血酸素分圧，PaCO₂：動脈血二酸化炭素分圧

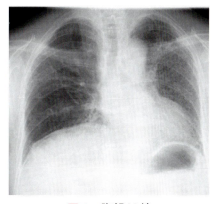

図1　胸部X線

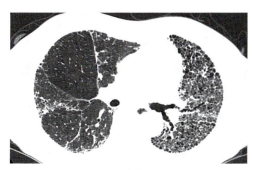

図2　胸部CT

③ CT所見：びまん性，肺底区から広範囲に広がる蜂巣肺所見を伴う線状影を認めた（図2）．

④ 動脈血液ガス分析：pH 7.393，動脈血酸素分圧（PaO₂）69.8 torr，動脈血二酸化炭素分圧（PaCO₂）44.4 torr（表1）．

治療方針と治療経過：薬物療法として抗線維化薬を服用しいたが，運動療法を導入することとなった．

社会的情報：専業主婦で，夫と二人暮らし．

初期の理学療法評価と臨床推論

初期の理学療法評価

- **運動耐容能**：6分間歩行試験での歩行距離は300 m，最終の経皮的動脈血酸素飽和度（SpO₂）は72%，息切れは修正Borg scale 7，下肢疲労は修正Borg scale 4（表2）．
- **呼吸困難**：mMRC（modified medical research council）息切れスケール3（表2）．
- **健康関連QOL**：St. George's respiratory questionnaire（SGRQ）はtotal score 54.0（表2）．

表2 本症例における初期評価の結果

6分間歩行試験	
歩行距離	300 m
経皮的動脈血酸素飽和度（SpO$_2$）	94%→72%
息切れ（修正Borg scale）	7
下肢疲労（修正Borg scale）	4
呼吸困難・QOL	
mMRC 息切れスケール	3
SGRQ（total score）	54
下肢筋力（Cybexにて測定）	
左右平均	48.5（Nm）

mMRC：modified medical research council, SGRQ：St.George's Respiratory Questionnaire

- 等速性筋力測定器（Cybex Ⅱ）：膝伸展筋力は左右平均48.5 Nm（表2）.
- ADL：自立.

初期の臨床推論

1．間質性肺炎
- 予測値に対する肺活量は59.2％であり，中等度の拘束性障害であると考えられた．また，肺拡散能は39.6％と低値であり，労作時に低酸素血症を呈すると考えられた．

2．運動耐容能
- 6分間歩行試験は予測値に対して300 mで，51.4％と低下していた．最終のSpO$_2$は72％と著明な運動時の低酸素血症を認め，それに伴う自覚症状の悪化が運動制限になっていると考えられた．
- 運動時の低酸素血症は，運動療法時のリスク管理として重要な情報であると考えられた．

3．呼吸困難
- mMRC息切れスケールで3であり，100 m程度の歩行で息切れを自覚していると考えられた．

4．健康関連QOL
- SGRQでは，中等度の障害を呈していると考えられた．そのため，運動耐容能の低下や日常生活での呼吸困難が悪化の原因と判断した．

 エキスパートへのワンポイント講座

▶間質性肺炎は，原因を特定しない種々の間質性肺炎の総称であり，肺胞隔壁を炎

症・線維化病変の基本的な場とする疾患の総称である．
▶特発性間質性肺炎は，原因を特定しえない種々の間質性肺炎の総称であり，労作時の呼吸困難と乾性咳嗽，胸部 X 線所見上のびまん性陰影が主徴である．
▶医学的情報として，肺機能や画像所見はおさえておく必要がある．
▶間質性肺炎において肺の血管床の減少は，換気・血流比不均等，ガス交換障害を招来し，換気能力の減少により運動耐容能の低下に関係する．さらに，間質性肺炎の運動耐容能の減少には，肺機能以外にも骨格筋機能異常，大腿四頭筋の筋力が関与していると報告されている．
▶呼吸困難は，間質性肺炎の主要な症状であり，労作時に呼吸困難を呈するため身体機能の低下をきたす．
▶間質性肺炎でも，疾患による生理機能の減少とガス交換障害により呼吸困難を呈し，身体機能が低下する．
▶身体機能の低下によりディコンディショニングが生じ，運動耐容能の減少へとつながる．
▶間質性肺炎の運動耐容能低下には呼吸機能障害，ガス交換障害に加えて，下肢の骨格筋の機能異常が関与していると考えられている．
▶ガス交換障害は，特に運動時に著明となる．また呼吸困難は主要症状であり，そのため身体活動が制限されている．
▶特発性肺線維症（IPF：idiopathic pulmonary fibrosis）における治療は，線維化の進行防止，急性増悪の防止と治療が主たるものである．現時点では，ステロイドの有効性は限られているとされている．近年では，抗線維化薬を用いる機運が高まってきている．
▶IPF において呼吸困難は，健康関連 QOL を阻害する因子とされている．

理学療法 PDCA サイクルから考える臨床推論

理学療法計画（Plan）

1．問題点の抽出
- 運動耐容能の低下．
- 運動時の低酸素血症．

2．理学療法のゴール設定
- 運動耐容能の改善．

3．考えられるリスク
- 運動療法中の低酸素血症．

臨床推論

1．ゴール設定
- ADL は自立していたが，坂道や階段などの強い労作時で息切れを自覚し，運動療法を実施することで運動耐容能，運動時の呼吸困難が改善すると判断した．

2．運動耐容能の改善
- 運動耐容能を改善させるためには，持久力トレーニングが有効と考えられた．
- 持久力トレーニングは，生理学的効果が高いとされている高強度負荷を選択した．

3．運動療法中のリスク管理
- 6 分間歩行試験時の最低 SpO_2 が 72％だったことから，運動療法中に低酸素血症を呈すると考えられた．
- 運動時の低酸素血症を防止するため，酸素吸入下で実施するか，もしくは SpO_2 を保つようにインターバルトレーニングを選択する必要があると考えられた．

エキスパートへのワンポイント講座

- ▶間質性肺炎によって生じる，運動耐容能の低下，呼吸困難，健康関連 QOL の悪化や不安・うつに対して，呼吸リハビリテーションによる改善が期待できる．
- ▶これらの障害に対する呼吸リハビリテーションは，全身持久力トレーニングや筋力強化などの運動療法を主軸とした内容で可能であると考える．
- ▶間質性肺炎の特徴として，安静時に比べ運動時に著明な低酸素血症をきたすため，酸素吸入を考慮することや酸素流量を検討するなど，個別に評価が必要である．
- ▶持久力トレーニングを行う際には，インターバルトレーニングなどの工夫を行うことも必要となる．
- ▶間質性肺炎における呼吸リハビリテーションの有用性に関しては，メタアナリシス[1]では 6 分間歩行距離，呼吸困難，健康関連 QOL が有意に改善すると報告している．
- ▶2011 年に発表された IPF の国際ガイドラインでは，呼吸リハビリテーションが弱いが推奨治療であるとされており[2]，わが国の特発性間質性肺炎に関する診断と治療の手引きでも，間質性肺炎に対する治療総論において，在宅酸素療法とともに呼吸リハビリテーションを推奨している[2]．

理学療法計画の実行（Do）

1．間質性肺炎に対する運動療法
- 持久力トレーニング．
- 上下肢筋力トレーニング．

2．リスク管理
- 持久力トレーニング中は，パルスオキシメータを装着し，運動負荷時の低酸素血症をモニタリングする．

- 実施時には適宜，修正 Borg scale にて自覚症状を確認する．

臨床推論

- 呼吸リハビリテーションマニュアル[3] に基づいて運動療法を主軸に実施することとした．期間は12週間，週2回の頻度で，内容は持久力トレーニング，上下肢筋力トレーニングを行い，1セッションは1時間程度とした．
- 持久力トレーニングは，主に歩行にて実施するよう考えた．負荷強度は，6分間歩行試験より歩行スピードを算出し，80％の高強度負荷で実施した．運動時間は，計15分以上を目標とした．本症例は6分間歩行試験での歩行距離300 m（分速50 m）であったため，80％負荷で強度を設定すると分速40 mとなる．よって，1分間に40 m歩行とするスピードで運動処方した．
- 持久力トレーニング時には，酸素投与下（鼻カニューレ O_2 3 L/min）にて実施したが，5分間の連続歩行にて SpO_2 が85％となったため，休息を入れ，SpO_2 が回復したら歩行を再開するという方法で実施した．
- 上下肢筋力トレーニングは，重錘バンドおよび鉄アレイを用いて，最初は楽に上げることができる程度の重量から開始し，徐々に重量を強くして適切な強度を決定した．開始時，上肢は鉄アレイ1.5 kg，下肢は重錘バンド3 kgの負荷で実施した．姿勢は端座位にて行い，上肢は肩関節挙上90°，肘関節屈曲，下肢は膝関節伸展運動を，それぞれ1セット10回として3～5セット行った．

エキスパートへのワンポイント講座

▶ 運動時の低酸素血症が重度で，通常の鼻カニューレで低酸素血症が防止できない場合は，リザーバ付き鼻カニューレおよびペンダントカニューレを使用する．
▶ 運動療法時の SpO_2 のモニタリングは重要であり，SpO_2 低下に伴う呼吸困難を併せてモニタリングする．その際の呼吸困難の評価は，修正 Borg scale を用いる．

理学療法計画の評価および検証（Check）

1．評価実施の理由
- 運動療法を12週間後に評価を実施した．6分間歩行試験は歩行距離が300 mから335 mと改善した．また，mMRCは grade 2から1と，下肢筋力は平均48.5から58.5 Nmと，健康関連QOLはSGRQ（total score）が54から45.8と改善した．

臨床推論

- 運動療法は歩行トレーニングで実施したため，6分間歩行試験における歩行距離の改善につながったと考えられる．
- 運動耐容能の改善により，労作時やADL時の呼吸困難の改善に寄与したと考えら

れる．
- 呼吸困難が改善したことによりQOLの改善につながったと考えられる．

理学療法計画の改善および再計画（Action）

- 本症例において運動療法は高強度負荷にて実施した．呼吸リハビリテーションマニュアル[3]では，高強度負荷トレーニングは生理学的効果が高いとされている．本症例においても，短期間の運動療法により運動耐容能，呼吸困難，下肢筋力，QOLが改善した．
- 間質性肺炎における運動療法の長期効果は証明されていない．短期間の運動療法終了後は在宅での運動処方を指導し，運動療法を継続した．

臨床推論

- 運動トレーニングを中止した場合は，時間とともに効果が消失する可逆性の原則があるため，在宅における運動療法の継続は必須であると考える．

本症例を振り返って

　間質性肺炎に対する運動療法を主軸とした呼吸リハビリテーションに関する報告は増加しており，運動耐容能，呼吸困難，健康関連QOLの改善が可能である．しかし，間質性肺炎では運動時の低酸素血症が著明な症例も少なくない．また，運動療法時に工夫が必要となる症例もしばしば経験する．本症例においても，運動療法中に酸素吸入下でも低酸素になったため，適宜，休息を入れながら実施し，運動療法を遂行することができたと考える．

文　献

1) Holland AE, et al：Physical training for interstitial lung disease. *Cochrane Datebase Syst Rev* 8：4, 2008
2) 日本呼吸器学会びまん性肺疾患診断・治療ガイドライン作成委員会（編）：特発性間質性肺炎診断と治療の手引き 改訂第3版．南江堂，2016
3) 日本呼吸ケア・リハビリテーション学会，他（編）：呼吸リハビリテーションマニュアル—運動療法 第2版．照林社，2012

よく迷い苦しむ難渋症例の攻略

5 ADL障害を伴う重度呼吸不全症例
在宅に向けて

◆北川知佳[*1]

> **Summary**
>
> 重度呼吸不全の症例に対し，入院中から在宅生活を見据えた理学療法を実施した．排痰法，呼吸法の指導や，筋力・持久力トレーニングに加え，在宅生活を想定したADLトレーニングや在宅酸素療法機器の管理指導，屋内・屋外の生活環境を整えることで，症例自身ができる日常生活動作（ADL）を可能な限り増やした．また，症例は一人暮らしのため，できない部分は介護保険利用下でのサービスを多職種間で検討した．理学療法は症例の病態，身体能力だけでなく自宅の環境などを詳細に評価し，個々の屋内・屋外環境に合わせた目標設定とトレーニングを行うことが大切である．

Key Words

慢性呼吸不全，呼吸リハビリテーション，理学療法，ADLトレーニング，屋内・屋外環境の評価

基礎的情報と医学的情報

診断名：多発性肺嚢胞症，肺アスペルギルス症，慢性閉塞性肺疾患（COPD：chronic obstructive pulmonary disease）．

年齢・性別・身長・体重・BMI：65歳，男性，177 cm，42.4 kg，13.5 kg/m^2（痩せ著明）．

嗜好：喫煙歴20本/日×12年（Brinkman index 240），約30年前より禁煙．

現病歴：約10年前から咳，痰の自覚があったが，そのころは山歩きも可能であった．

[*1] Chika Kitagawa/長崎呼吸器リハビリクリニック リハビリテーション科

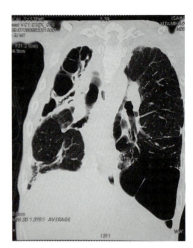

図1 高分解能CT（HRCT）所見

約5年前の60歳ごろより咳，痰や息切れなどの症状が増悪してきた．62歳時に肺アスペルギルス症の診断にてA病院で薬物療法などを開始するが，そのころから感染増悪にて年に2～3回は入退院を繰り返すようになる．屋内動作でも息切れが強く外出困難となり，一人暮らしのため最近は週2回のヘルパーによる家事支援も受けていた．今回は，肺炎にて約2カ月入院していたA病院から呼吸リハビリテーション，在宅酸素療法の導入目的にて転院となった．A病院では，著明な拘束性換気障害と，繰り返す感染増悪にて病状は不安定であった．また食欲低下に加え，食事時の息切れも強かったため食事量は少なく，排泄はポータブルトイレを使用し，移動範囲もベッド周囲のみと，大半をベッド上で過ごしていた．その他，入浴は全介助レベル，更衣動作は部分介助レベルであった．

既往歴：特記すべき疾患なし．

医学的情報

① **高分解能CT（HRCT：high resolution CT）矢状断面所見**：右上肺野に肺嚢胞多発，左下肺野に巨大肺膿胞，両肺野には炎症性と思われる粒状陰影，スリガラス状陰影あり（図1）．

② **動脈血液ガス検査（酸素なし）**：pH 7.41，動脈血酸素分圧（PaO$_2$）68 Torr，動脈血二酸化炭素分圧（PaCO$_2$）50 Torr，酸素飽和度（SaO$_2$）93％，重炭酸イオン（HCO$_3^-$）31 mmol/L．

③ **動脈血液ガス検査（酸素0.5 L/m吸入）**：pH 7.43，PaO$_2$ 87 Torr，PaCO$_2$ 48 Torr，SaO$_2$ 97％，HCO$_3^-$ 31 mmol/L．

④ **喀痰量**：1日約50～70 mL，緑黄色膿性痰．

⑤ **生化学検査**：白血球 4,300/μL（正常値 3,500～9,800 μL），C反応性蛋白（CRP）5.93 mg/dL（正常値 0.30 mg/dL以下），N末端プロB型ナトリウム利尿ペプチド（NT-proBNP）737 pg/mL（正常値 55 pg/mL以下），総たんぱく 6.1 g/dL（正常値 6.7～8.3 g/dL），アルブミン 2.8 g/dL（正常値 4.0～5.0 g/dL）．

⑥**呼吸機能検査**：肺活量（VC）1.0 L，％肺活量（％ VC）27.8％，努力性肺活量（FVC）0.97 L，％ FVC 26.9％，1秒量（FEV$_1$）0.87 L，％ FVC$_1$ 28.8％，1秒率（FEV$_1$％）89.6％．

治療方針と治療経過（投薬状況，処置など）

- 薬物療法は入院時に炎症反応が強く，喀痰も多かったため，入院直後より副腎皮質ステロイドホルモン剤15 mg/日を投与したが，痰量の減少，炎症所見の改善など症状の改善に伴って徐々に減量し，退院時は5 mg/日となった．また，入院5週目に37.5℃の発熱およびCRP 4.46 mg/dLと炎症所見の増悪があったため，スホード®，メロペン®，ペントシリン®の抗菌剤投与とトブラシン®吸入を2週間行う．その他，定時の薬物は鎮咳剤（ムコソルバン®3錠×3，クリアナール®200 mg6錠×3），抗菌剤（クラリス（200）®2錠×2朝夕），気管支拡張吸入剤（スピリーバ®），心不全治療薬（ラニラピッド®0.05 mg 1錠×1），整腸剤（ビオフェルミン®3.0g），潰瘍治療薬（マーズレンS®1.5 g×3）である．
- 睡眠障害，うつ傾向もあったため，睡眠薬（レンドルミンD®錠0.25 mg 1錠×1），抗うつ剤（ルボックス®25 mg 2錠×2，パキシル®10 mg 1錠×1），抗不安薬（デパス®1錠×1），抗精神病薬（ドグマチール®50 mg 3錠×3）などの薬物療法も行っていたが，これらの薬物療法による呼吸障害への影響が懸念されたため，入院後より徐々に減量し，退院時には抗不安薬（デパス®1錠×1），抗うつ剤（パキシル®10 mg 1錠×1）の服用は中止となる．
- 酸素療法は高炭酸ガス血症も考慮し，安静時吸入量0.5 L/m，動作時吸入量1.0 L/mとした．在宅酸素療法を導入予定のため，機器管理などについての教育は入院早期から実施した．
- 食事量低下と栄養状態不良のため，入院と同時に管理栄養士による栄養指導も開始する．食事量はハーフ食（約1,000 kcal/日）から順次増加し，3週目より普通食，退院時は約1,800 kcal/日摂取可能となる．また，栄養補助食品も入院当初は検討したが，下痢症状が強いため中止し，栄養管理は食事のみで行った．
- 一人暮らしのため，退院後の生活や体調管理，在宅酸素療法機器管理を考慮し，入院早期から多職種にて退院後の生活状況を踏まえた指導と，介護保険での在宅サービスの検討を行った．在宅サービスは，食事や掃除など生活援助（訪問介護）と，訪問介護への食事指導目的に管理栄養士による月1回の訪問（居宅支援事業），体調管理目的に訪問看護などを検討した．
- 退院前には，実際に自宅を訪問し（退院前訪問指導），屋内・屋外環境を考慮したうえでの再指導を実施した．

社会的情報：居住環境は持ち家．車の横づけは可能で坂道階段なし．一人暮らしで，近隣には手助けしてくれる親類や友人はいない．経済状態は良好で，介護保険は要支援2であった．

初期の理学療法評価と臨床推論

初期の理学療法評価（評価期間：開始～2週間）

1. **全体像**
   - 痩せが目立ち，長期にわたるベッド上の生活と栄養状態不良により廃用性の筋力・持久力低下が著明で，咳嗽力も弱く自己排痰できないことから，排痰指導も必要な状態である．

2. **問診**
   - 主訴：倦怠感と息切れがひどく何もできない．食事するのも苦しい．
   - Need：在宅生活復帰，車を運転し外出したい．
   - 修正 MRC（mMRC：modified medical research council）の息切れ分類：グレード 4．息切れが強く家から出られない．衣服の着脱でも息切れがする．
   - その他：A 病院入院前（約 2 カ月前）までは車を運転し，なんとか買物も行っていたが，現在ベッド周囲のみでほとんど動けない．一人暮らしで近隣に手助けしてくれる親類，友人もおらず，家での生活を考えると不安で夜も眠れない．

3. **視診・触診**
   - 著明な痩せあり．安静時の呼吸数は 37 回/分と頻呼吸で，頸部周囲筋を使用した努力呼吸も強い．肋間は陥没しており胸郭変形が強く，胸郭可動性は低下し，胸郭の動きも左右アンバランスである．
   - 動作後の努力呼吸も強く，頸部や肩甲帯周囲の呼吸補助筋だけでなく，体幹筋群の収縮亢進と頸部周囲筋の肥大も認められた．また，筋萎縮も上肢，下肢の大腿部筋群，体幹筋に認められた．

4. **聴診**
   - 呼吸音は全体的に減弱し，胸郭が硬いため，気管呼吸音，気管支呼吸音が肺野全体に聴取される．
   - 入院初期には上肺野で断続性ラ音が聴取され，痰の貯留を認めた．

5. **筋力評価**
   - 下肢筋力（μ-tasF-1，アニマ）は 17 kgf/w（年齢標準値 26.2％），握力は 20.8 kg（年齢標準値 32％）．

6. **運動耐容能**
   - 6 分間歩行距離テスト（入院 2 週後評価）は酸素 1.0 L/m 吸入下にて歩行距離 180 m，経皮的動脈血酸素飽和度（SpO$_2$）96％，息切れ Borg scale 7（かなりきつい），下肢疲労感 Borg scale 5（きつい）．

7. **ADL 評価**
   - 会話，食事をはじめ ADL すべての動作において息切れが強く，移動はベッド周囲動作のみで，居室外の移動は車いすで行っている．排泄は居室内のトイレにな

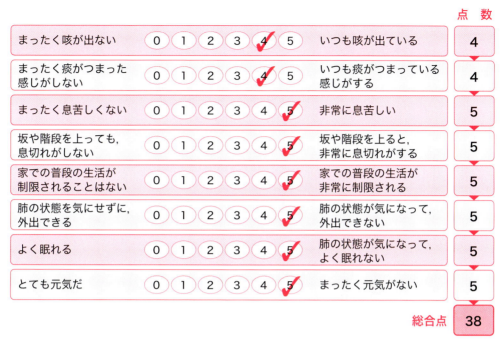

図2 入院時のCOPD assessment test（CAT）

んとか行けるが息切れが強く，休み休みでないと行えない．入浴は全介助，更衣動作も時間がかかるため介助にて行っている．息切れ時はパニックになることも多い．
- Nagasaki University Respiratory Activity of Daily Living（NRADL）スコア：動作速度6点，息切れ5点，酸素流量13点，連続歩行距離0点，合計24/100点．

8．QOL評価（図2）
- COPD assessment test（CAT）：38/40点．症状，息切れの程度，活力など，すべてにおいて症状が強く，QOLが低下している．

9．その他（退院前訪問にて）
- 屋外環境は，平屋の一戸建てで車の横づけが可能で，広い庭があり，周囲も平地である．家の後方にある斜面地には，みかん畑や野菜畑などがある．
- 屋内環境は，ベッドを利用しており，トイレは洋式で，数年前にリフォームしている．なお，トイレおよび浴室ともに手すりは設置済みである．

初期の臨床推論

1．多発性肺嚢胞症，肺アスペルギルス症，慢性閉塞性肺疾患
- 多発性肺嚢胞症に肺アスペルギルス症も発症していることから，嚢胞による空洞などの病変にアスペルギルス（真菌）が侵入する可能性も予想され，感染しやすい病態であることが考えられた．
- 拘束性障害に加え，COPDから閉塞性障害もあることが判断できた．

2．現病歴や生活歴

- 慢性呼吸器疾患患者は，症状が出現してからの経過，また理学療法を行うまでにどのような生活を送ってきたか，一日の活動量などの情報により，筋力や持久力の低下が予測できた．
- 10年前から咳や痰の症状はあったが，5年前より増悪し，約3年前から入退院を繰り返していることから，数年にかけて活動量の低下が予測できる．また，A病院の入院中の病状からは，栄養状態の低下もあり，病状も不安定であることから著明なADLの低下が考えられた．

3．医学的情報

- 呼吸器疾患の病態を理解するためには，呼吸機能検査および動脈血液ガス検査は必須の情報である．
- 本症例のHRCT所見からは，多数の大小嚢胞により健常肺が圧迫され，胸膜の肥厚が生じるため拘束性障害があることが予測でき，呼吸機能検査からも重度の拘束性換気障害（％VC 27.8％）が認められた．
- 動脈血液ガス検査からⅡ型呼吸不全を示す高炭酸ガス血症（$PaCO_2$ 50 torr）があり，換気量の減少と肺胞低換気の病態が考えられた．
- 生化学検査では，栄養状態や炎症所見などの情報が得られる．本症例では著明な痩せがあり，総たんぱく，アルブミンなどの低値から栄養状態の低下が示された．また喀痰量が多く，白血球やCRPが高値と炎症反応も高いことから感染しやすく，全身状態は不安定で，容易に全身状態が増悪しやすいことも考えられた．

4．フィジカルアセスメント（視診，触診，聴診）

- 問診とともに視診，触診，聴診から得られる情報は多い．
- 本症例は，痩せがみられ筋萎縮も著明で，肺機能検査による拘束性障害の結果からも予測できるように，胸郭全体の動きは低下し，左右差も認められていた．
- 喀痰量の増加があり排痰の必要性は高いが，胸郭の動きの低下と呼吸音の減弱，全身状態の低下から，自己排痰がどの程度できるかの確認が必要であると考えられた．

5．筋力評価，運動耐容能

- 6分間歩行距離テストは，呼吸器・循環器疾患に対する運動耐容能の検査として用いられる検査である．症例は歩行距離が低下し，低酸素血症はないものの，息切れ感は「かなりきつい」と強い呼吸困難がある．そのため運動耐容能は低下し，呼吸困難感，下肢疲労感で運動が制限されていることが考えられた．下肢筋力評価でも標準値の26％と著明な低下があり，筋力トレーニングの検討も必須であると判断した．

6．QOL評価，精神心理面評価

- CATにおいて40点中38点と症状が強く，睡眠状態や活力の評価から不安やうつ傾向など精神面の低下も強い．また，一人暮らしで体調も不安定なことから，

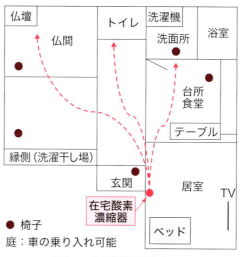

図3　家屋環境見取り図

在宅復帰に関する不安も強いことが考えられた．

7．屋内・屋外環境，家族環境の把握（図3）

- 屋内・屋外環境，家族環境の評価は，症例個々の生活環境に合わせた具体的なADLトレーニングプログラムが検討できる．症例は在宅酸素療法の導入が決定しているため，退院前，実際の自宅訪問にて在宅酸素療法機器の設置場所の指導や必要な福祉用具を検討した．一人暮らしのため，自己管理がどの程度可能なのかを確認のうえ，できないことは他職種と連携しながら介護保険サービスの検討を行うよう判断した．

エキスパートへのワンポイント講座

- ▶ 多発性肺嚢胞症は，異常気腔である嚢胞が肺内に多数できる疾患である．
- ▶ 入院回数などの病歴から感染増悪の頻度が把握でき，今後の経過予測や短期目標，長期目標を立てる時に必要である．
- ▶ 呼吸器疾患では栄養状態不良の症例が多く，栄養状態が症例の予後や理学療法の効果にも影響を及ぼすといわれている．栄養状態は，体重だけでなく生化学検査でも確認し，運動負荷量も栄養状態を考慮して検討する必要がある．
- ▶ NRADLは，呼吸器疾患のADLを評価する指標で，各動作の息切れや動作スピード，酸素吸入量などが考慮されている評価法である．加えて，実際の入浴動作や更衣動作などにおいてSpO_2測定による低酸素血症の評価とBorg scaleを用いた息切れの自覚症状の評価を行うと，より具体的にADLトレーニングの内容が検討できる．
- ▶ CATは，もともとCOPDの状態が健康と日常生活にどのような影響を与えているかを知るための簡便なQOL評価表であり，実際に症例が症状をどのように感じているかが理解できる．①咳，②喀痰，③息苦しさ，④労作時の息切れ，⑤日常生活，

⑥外出への自信，⑦睡眠，⑧活力の8項目で構成され，QOLを総合的に判断できる．数値が大きいほど重症で，急性増悪や呼吸リハビリテーションの反応性が鋭敏なため，臨床での有用性は高く，医療従事者と症例のコミュニケーションツールとしての貢献度も高いといわれている．なお，St. George's Respiratory Questionnaire（SGRQ）やChronic Respiratory Disease Questionnaire（CRDQ）など他の評価表に比べ，簡便かつ短時間で実施可能なアンケートである．

理学療法PDCAサイクルから考える臨床推論

理学療法計画（Plan）

1．問題点の抽出
- 身体症状の不安定（炎症症状の悪化，栄養状態の不良）．
- 排痰困難．
- 動作時の息切れ．
- 筋力および持久力の低下．
- ADLの低下（入浴動作，更衣動作，家事動作）．
- 自己管理能力の不十分（在宅での病状管理，薬物・酸素管理）．

2．理学療法のゴール設定①—短期目標
- 自己排痰の獲得．
- 息切れのコントロール．
- 栄養状態の改善（食事量の増加）．
- 筋力および持久力の向上．
- 離床時間の増加，活動量の拡大．
- 在宅生活を考えたADLの拡大．

3．理学療法のゴール設定②—長期目標
- 在宅生活の復帰（一人暮らし）．
- 身体症状の安定化（栄養状態改善，急性増悪の予防）．

4．考えられるリスク・リスク層別化
- 栄養状態の低下や易感染増悪性で体調が不安定である．
- 一人暮らしのため体調管理だけでなく，生活全般において援助は必要である．

臨床推論
- ゴール設定については，本症例は一人暮らしでの在宅復帰が最終目標になるため，在宅生活を考えたADLの拡大と，身体症状の安定化を考え，栄養面を含めた急性増悪の予防も重要になると判断した．
- 入院当初は体調が不安定だったため，短期目標としては離床時間の増加，活動量の

拡大とし，自己排痰の獲得や息切れのコントロール，筋力持久力の向上を考えた．
- 体調の安定化には，栄養状態の改善も必須であると思われた．
- リスク管理については，呼吸器疾患は感染増悪しやすく，感染増悪がきっかけで全身状態が低下することが予測される．一人暮らしでもあるため，栄養状態および活動量の維持だけでなく，体調管理や感染予防を考慮した援助も考えて目標設定を行う必要があると思われた．

エキスパートへのワンポイント講座

▶呼吸器疾患の場合は，感染増悪により全身状態が低下しやすいため，体調の安定化を考慮した目標設定も必要である．

▶在宅生活を考える場合は，屋内・屋外環境だけでなく，家族環境や経済状況など症例個々の背景を考慮し，それに合わせた細やかな目標設定が必要になる．

理学療法計画の実行（Do）

1. 経 過
- 1週目はベッドサイド，2週目は車いすでリハビリテーション室，3週目は酸素カート歩行にてリハビリテーション室，5週目は感染増悪があり2日中止，6週目は再開当初で運動量の低下がみられるも徐々に回復，10週目は退院前の訪問指導を行う．

2. 身体症状および栄養状態を考慮した運動量の検討
- 容易に疲労感や呼吸困難感が生じることが予測できたため，SpO_2の確認と同時に，疲労感や呼吸困難感などの自覚症状も必ず確認しながら運動量を増加させる．
- 負荷量を上げた時はトレーニング中だけでなく，トレーニング後や翌日も症状の確認を行う．栄養状態を考慮し，体重の確認も行いながら管理栄養士と情報を共有していく．

3. 呼吸法指導（息切れのコントロール，パニックコントロール）
- 換気量が少なく動作時は容易に努力呼吸が強くなるため，呼吸法は腹式呼吸のトレーニングと同時に，立ち上がる時には呼気時に合わせて立ち上がるなど，動作と呼吸を合わせることを指導する．
- 呼吸困難時にパニックとならないよう，呼吸困難時の姿勢や深呼吸を指導する．
- 休憩には，体幹筋が弱いため背もたれのある椅子を使用し，休憩して呼吸を整えると必ず回復することを伝えながら繰り返し指導し，呼吸困難時の不安を軽減させて動作時に自信をもたせる．
- 筋力・持久力トレーニング時も呼吸を意識させて，呼吸に合わせて動作を行う．また，運動療法中も呼吸困難時は休憩を入れて呼吸を整えることを繰り返し指導する．

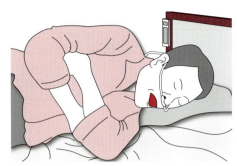

図4 上肢を用いた深呼吸の確認，咳，ハフィングの補助

4．排痰指導（深呼吸，ハフィング，効果的な咳の指導）
- ハフィングや咳を行う時は，自分の上肢で胸郭をカバーするように指導する（図4）．
- 深呼吸は，換気量が少ないため，できるだけ最大限に深呼吸ができるように促す．本症例にも図4と同様に，自身の上肢で深呼吸を確認するよう指導する．

5．柔軟性トレーニング
- 頸部，肩甲帯周囲，胸郭，体幹の柔軟性を高めるため，理学療法士によるストレッチ，呼吸介助法を実施した．
- 3週目ごろからは，症例自身に自己ストレッチとして頸部の回旋・側屈・屈曲，肩甲帯周囲，体幹の回旋・側屈などの体操を指導し，ホームプログラムとして継続してもらうように指導した．

6．上肢筋の筋力トレーニング
- 負荷設定は，開始時に筋力低下が著明で疲労感も強かったため，自覚症状で「やや重い」程度の重さから設定し，トレーニング後の疲労感や痛みなども確認する．まずは自重負荷にて，背臥位での上肢挙上から開始する．
- 2週目より0.5 kgの重りでの負荷から上肢挙上，肩関節屈曲・内転・外転などを行い，疲労感など症状を確認しながら，徐々に重りを増加させた．
- 最終的には1.5 kgのダンベルで実施した．

7．下肢筋の筋力トレーニング
- 背臥位での膝関節伸展トレーニングを，自重負荷や理学療法士による徒手抵抗で開始する．
- 2週目よりリハビリテーション室で実施し，背臥位で重り0.5 kgでの膝関節伸展トレーニングから徐々に負荷量を増加させ，3週目には重り1.5 kgまで増加する．
- 4週目からは，座位で膝関節伸展のマシーンを使用して最大負荷の30％にて実施を開始する．

8．持久力トレーニング（離床，平地歩行からトレッドミル）
- 1週目は離床を目的に，座位時間をできるだけ長くとるよう，食事前後の時間に座位時間を確保した．

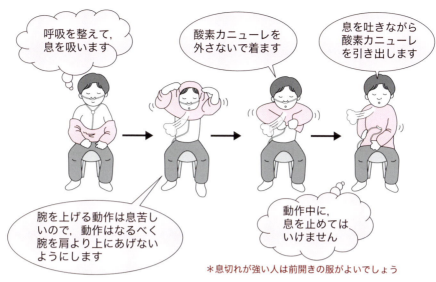

図5　ADLトレーニング（更衣動作の指導）

- 2週目よりリハビリテーション室にて，酸素1 L/m吸入下で平地歩行を20 mから実施した．SpO_2は最低でも94％と低酸素血症は緩やかだが，息切れは「きつい」レベルと自覚症が強かったため，自覚症を確認しながら連続歩行距離を延長させ，インターバルでの歩行トレーニングを実施した．
- 症状を確認しながら，4週目には徐々に連続歩行距離を増やしていき，連続200 mのインターバル歩行で総歩行距離も約600 m可能になった．
- 5週目に感染増悪を起こし，運動量が低下した．2日間の中止直後には，持久力トレーニングは行えなかったが，6週目より連続歩行200 mから徐々に回復した．
- 8週目からは平地歩行に加え，トレッドミル歩行も追加する．トレッドミルの負荷量は6分間歩行距離テストの結果（7週目320 m）から，約50％スピード1.6 km/hを10分から開始した．
- 徐々にスピードを上げ，10週目には約80％スピードの2.5 km/hで15〜20分可能になった．

9．ADLトレーニング

- 入院時は食事動作でも息苦しさが強かったため，食事時に背もたれ椅子やクッションを使用して，食事ができるだけ楽にとれるよう環境設定から実施した．
- 更衣動作指導は理学療法士だけでなく，実際のADLに多く関わる看護師と共通認識で繰り返し指導した（図5）．
- 院内動作で一番呼吸困難感が強い入浴動作は，3週目までは清拭または部分介助下で行い，徐々に介助量が少なくなり，持久力と筋力の向上に伴い，4週目には洗髪動作以外は介助なしで入浴可能となった．また，一人暮らしで家事動作も必要であるため，掃除動作および洗濯動作に関しても指導するようにした．

10. 在宅酸素療法機器の管理指導

- 在宅酸素濃縮器の取り扱い方，フィルターの掃除，また携帯用酸素ボンベの交換など，管理方法の指導は看護師が中心に行い，理学療法時にも確認した．
- 携帯用酸素ボンベの運搬は引くタイプで決定したため，退院前には携帯用酸素ボンベ使用下での歩行トレーニングと，外出は自家用車を使用するため，車への乗り降りのトレーニングを実施した．

11. 在宅酸素機器を含めた在宅生活での環境設定―退院前訪問（図 3）

- 在宅酸素濃縮器は，ベッドサイドで玄関にも近い場所に設置する．
- 在宅酸素濃縮器からの延長チューブは，食堂，入浴，トイレのほかに，仏壇まで届くように約 15 m の延長チューブを付ける．
- 玄関，洗面所など休憩が必要な箇所へ椅子を設置する．
- 入浴時に必要な入浴補助椅子は，介護保険にて購入する．

臨床推論

- 感染症状があり，喀痰量も多いなど症状が不安定であるため，身体症状の細やかな観察が必要と考えられた．
- 動作時の低酸素血症は緩やかであるものの，息切れ感，疲労感が強いため，SpO_2 による低酸素血症の状態と，Borg scale による息切れの自覚症状を随時評価し，確認しながら運動量を検討して実施することが必要と考えられた．
- 痩せが強く栄養状態が悪いため，消費エネルギーが摂取エネルギーよりも増え，体重が低下しないか確認しながらの運動量の検討が必要であるため，管理栄養士との情報共有は必須と判断した．
- 動作時の呼吸困難に対する不安が強いため，呼吸困難時の対処法を指導し，呼吸困難を自己コントロールすることが重要と思われた．
- 呼吸困難の対処法は，実際の運動時呼吸困難が生じた時に随時行うことが効果的と考えられた．
- 排痰指導については，できるだけ効率的に喀痰を促すことが必要であるが，拘束性障害が強く，換気量が少ないため深呼吸の指導が重要と判断し，深呼吸の指導を中心に行うことが大事であると考えた．また，自己排痰ができるように繰り返しの指導が必要であると考えた．
- 運動療法については，拘束性の換気障害が強いため，頸部や肩甲帯周囲の柔軟性が低下し，それが排痰に必要な深呼吸を阻害していることも考えられたため，理学療法士が呼吸介助などを用いた徒手による柔軟性トレーニングを行う必要性が高いと判断し取り入れた．筋力トレーニングは，下肢筋力の低下もあったことから，症状に注意しながら低負荷からインターバルにて徐々に負荷量も上げていくことを考えた．また，日常生活に必要な上肢筋力の増加も重要と考え，上肢筋力トレーニングも取り入れた．

- 持久力トレーニングは，自覚症状を確認しながらインターバルにて徐々に総歩行量を上げていったが，運動耐容能の改善に伴い，負荷量を上げることを考慮し，平地歩行からトレッドミル歩行トレーニングへと変更した．
- 在宅生活を考えた指導では，ADLトレーニングは開始当初のADLの状態（臥位→座位→立位→歩行）から，最終的には一人暮らしである在宅の生活までを考慮した．
- 入浴動作や在宅酸素療法導入などは，病棟での状態の把握が重要と考え，看護師と情報交換しながら実施し，また退院前訪問を行って実際の家屋環境も考慮した．

エキスパートへのワンポイント講座

▶ 自覚症状に注意しながら行うが，症状の把握は運動時だけでなく，運動後や翌日などの疲労感も考慮する．

▶ トレーニングは，常に自宅に帰ることを考慮し内容を検討する．

▶ 在宅生活を考慮したトレーニングを考えるためには，在宅での環境を評価することが重要である．

理学療法計画の評価および検証（Check）

1．入院経過（期間）
- 入院時から体調不安定で栄養状態が悪く，改善が緩やかであり，また入院中も感染増悪を起こしたため，12週間と長期の入院が必要であった．

2．身体組成（図6）
- 体重は1週間に2回測定した．体重は47.4 kg，BMIは15.1 kg/m^{2}で痩せの著明であるが入院時より体重は5 kg増加した．

3．動脈血液ガス検査
- 酸素0.5 L/m吸入下では，pH 7.38，PaO_2 94 torr，$PaCO_2$ 58 torr，SaO_2 97％，HCO_3^- 33 mmol/Lである．

4．生化学検査
- CRP 0.98 mg/dL，総たんぱく 6.2 g/dL，アルブミン 3.2 g/dLと改善しているが，まだ栄養状態は不良である．

5．呼吸機能検査
- VC 1.54 L，％VC 43％，FVC 1.4 L，％FVC 39.1％，FEV_1 1.23 L，％FEV_1 41.1％，FEV_1％ 87.8％と拘束性障害は強いが，入院時より改善した．

6．修正MRCの息切れ分類
- mMRCはグレード2（平地歩行でも同年代の人より歩くのが遅い，または自分のペースで平地歩行していても息継ぎのために休む）へと改善した．

7．筋力評価（図6）
- 2週間に一度の割合で評価し，負荷量を検討する．下肢筋力（μ-tasF-1, アニマ）

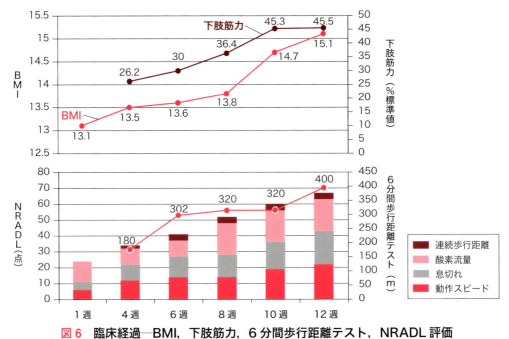

図6　臨床経過—BMI，下肢筋力，6分間歩行距離テスト，NRADL評価

は年齢標準値45.5％まで回復した．

8．6分間歩行距離テスト（図6）

- 酸素0.5 L/m吸入下にて，歩行距離400 m，最低SpO_2 92％，息切れBorg scale 4（ややきつい），下肢疲労感Borg scale 2（楽である）と，入院時と比較すると歩行距離は220m改善し，息切れ感および下肢疲労感も改善した．

9．ADL評価（図6）

- 病棟内のADLは，休みを入れながら自立している．入浴動作は，洗髪と背中の洗体動作のみ介助が必要である．NRADLスコアでも，動作速度22点，息切れ21点，酸素流量20点，連続歩行距離4点，合計67/100点と，著明に改善した．

10．QOL評価

- CAT 21/40点（図7）と，症状だけでなく不安が少なくなり，夜もよく眠れるなど精神面の改善もみられる．

臨床推論

- 全身状態の改善に伴い，食事量も増え，体重の増加もみられると考えられた．
- 筋力および持久力トレーニングは，症状および息切れや低酸素血症を評価しながら，できるだけ負荷量を増やしていく必要があると判断された．
- 動くことに対する不安感も強いので，症状を確認しながら行うことが重要と考えられた．

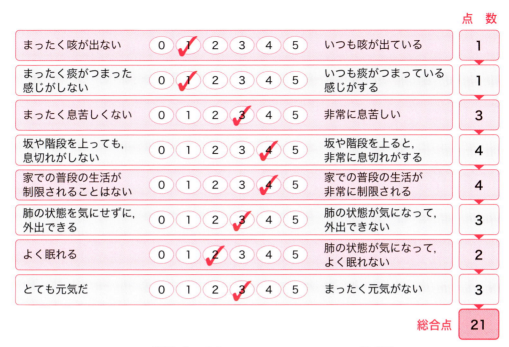

図7　退院時のCOPD assessment test (CAT)

エキスパートへのワンポイント講座

▶ 全身状態だけでなく，筋力測定の結果や歩行量などを客観的に示すことで，症例自身に理解しやすく，運動に対する意欲が出てくる場合がある．

▶ 呼吸器疾患の症例は，動くことに対する不安が大きいことが多いので，不安に対する配慮や自信をもたせることも必要である．

理学療法計画の改善および再計画（Action；図8）

- 12週間の入院にて，症状だけでなく，体重（栄養状態），運動機能（筋力，持久力）は著明に改善し，ADLの拡大が得られ在宅復帰が可能になった．
- 体重，下肢筋力，運動耐容能（6分間歩行距離テスト）は2週ごとに測定し，運動負荷量の再設定を実施した．
- 在宅生活を考慮したトレーニングも実施していたが，退院前に自宅を訪問指導することで，休憩用の椅子や入浴用補助椅子などの屋内環境設定が必要であった．
- 栄養状態は，改善はみられているものの，まだ不良で，拘束性障害は重度，Ⅱ型呼吸不全もあり，感染しやすい病態のため，継続した病態管理と運動療法が必要であることも再認識した．
- 在宅生活では在宅酸素療法も導入され，薬物療法だけでなく，酸素療法管理や入浴介助を含めた病態管理目的での訪問看護の利用と，一人暮らしのため食事や掃除，洗濯など家事動作援助のための訪問介護の利用も必要とした．また，栄養状態が悪いため，食事をつくる訪問介護に対して管理栄養士による栄養指導が必要であるこ

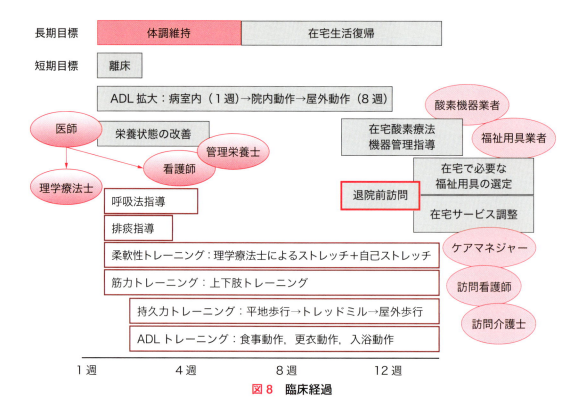

図8 臨床経過

となど，ケアマネジャーを中心に，在宅生活では多職種が関わることができるよう話し合いを行った．
- 理学療法は感染増悪を予防し，安定した在宅生活を送ってもらうために，行えるADLを継続するなど，できるだけ活動量を維持し，在宅での運動プログラムを再検討した．

臨床推論

- 呼吸リハビリテーションを行うことで，身体機能の改善は得られたが，栄養状態も悪く，病態からも容易に増悪することが予測されたため，在宅生活を維持していくためには，さまざまな在宅での環境を考慮しなければならないと考えられた．
- 一人暮らしであるため，薬物療法や酸素療法の管理だけでなく，食事などを含め在宅生活全般にサポートするサービスの検討が重要であると考えられた．また，多職種での関わりが必須であると考えられた．

エキスパートへのワンポイント講座

▶ 入院中から在宅生活を見据えたプログラムの設定と，多職種での関わりが重要である．

本症例を振り返って

　重度の慢性呼吸不全の症例で，入院時は栄養状態も悪く臥床状態が長かったために息切れや疲労感が強く，筋力・持久力も著明に低下していた．また，入院中も感染増悪を起こしたため改善が緩やかで，12週間と長期の入院加療となり，離床目的から最終的には在宅生活復帰を目標とし，なんとか在宅生活に戻ることができた．慢性呼吸器疾患は，各病期に合わせた目標設定と理学療法プログラムが必要で，入院時から在宅生活を考えた理学療法の内容を検討しなければならない．本症例は一人暮らしでもあり，屋内・屋外環境などに合わせたトレーニングが必要であった．個々の身体能力だけでなく，在宅での環境（屋内環境，屋外環境，家族環境）などを考慮した指導が必要で，できないことは他職種と話し合い，他の支援を受けることも検討しなければならない．

　また，症例は全身状態が低下し，入院中に感染増悪があったことからも，今後も容易に病状が悪化する可能性が高い．慢性呼吸器疾患は，加齢に加え，急性増悪などにより急激な身体症状の低下がみられることが多いため，それを考慮した身体症状の安定化，感染予防，早期発見・早期治療のための自己管理，また関わる職種へ指導することが重要である．加えて，慢性呼吸器疾患患者は長期に「息切れ」の症状と付き合っているため，本症例のように精神面も不安定になることが多い．理学療法を実施する中で，精神面の安定化を図るためにも，呼吸法や呼吸困難時の休憩のとり方など，呼吸困難を症例自身でコントロールし，自信をもたせることも重要である．

　理学療法だけでなく，症例が在宅生活へ復帰するにあたって何が必要か，身体症状だけでなく精神面を含め，理学療法士が何をすべきかを考え，多職種連携にて症例を包括的にケアしていくことが大切と思われる．

●注意

　本書の記載はガイドラインや文献等を参考にしていますが，個々の症例に対して本書に記載された情報が必ずしも適切とは限りません．読者の皆様には，医療に関する最新情報や製薬会社から提供される薬剤の推奨量，投与方法や期間，禁忌等に関する最新情報について確認することを推奨します．出版社および著者は，本書に記載された内容から生じたいかなる障害や損害に対してもその責を負うものではありません．

出版社

エキスパート理学療法 2

PDCA 理論で学ぶ内部障害理学療法—呼吸器疾患編

発　　　　　行	2018 年 11 月 15 日　　第 1 版第 1 刷ⓒ	
シリーズ監修	福井　　勉・山田英司・森沢知之・野村卓生	
責 任 編 集	森沢知之・野村卓生	
発　行　者	濱田亮宏	
発　行　所	株式会社ヒューマン・プレス	
	〒 244-0805　神奈川県横浜市戸塚区川上町 167-1	
	TEL 045-410-8792　FAX 045-410-8793	
	https://www.human-press.jp/	
装　　　　　丁	関原直子	
印　刷　所	株式会社双文社印刷	

本書の無断複写・複製・転載は，著作権・出版権の侵害となることがありますのでご注意ください．

ISBN　978-4-908933-18-9　　C 3047

JCOPY　＜（社）出版者著作権管理機構　委託出版物＞

本書の無断複製は著作権法上での例外を除き禁じられています．複写される場合は，そのつど事前に，（社）出版者著作権管理機構（電話 03-3513-6969，FAX 03-3513-6979，e-mail : info@jcopy.or.jp）の許諾を得てください．

エキスパート理学療法 1

バイオメカニクスと動作分析

いまの臨床技術・知識で本当に満足していますか？

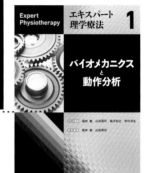

- シリーズ監修　福井 勉　山田英司　森沢知之　野村卓生
- 責任編集　福井 勉　山田英司

B5判244頁　2016年　定価（本体4,500円＋税）　ISBN 978-4-908083-01-1

　バイオメカニクスは，物理学的法則を利用し，生体にどのような力が作用するのかを明らかにする学問であり，理学療法においても，さまざまな身体運動についてバイオメカニクス的に分析が行われている．動作分析は，理学療法評価の中でも重要項目であり，歩行分析を代表とし，臨床的に多く用いられている．しかし，バイオメカニクス的に分析された研究結果は，臨床現場での動作分析に十分に応用されているとはいえないのが現状である．

　本書では，バイオメカニクスに関する研究結果を，臨床でどのように応用し，効果的に利用するか，その具体的な理論と方法を示す．そして，逆に臨床での疑問を解決するために，どのようなバイオメカニクス的な手法を用いることが適切なのか，その可能性を示すことにより，研究と臨床の橋渡しを目的とした書である．また，肩関節や股関節などの関節運動のみでなく，疾患特異的な動作，計測方法，あるいはスポーツ動作への応用など，分野を問わず，さまざま視点から捉えた内容となっている．

　記念すべき第1弾として刊行される本書が，今後の臨床応用と発展に少しでも役立ち，また本シリーズを通して自分自身の理学療法ロードマップを作ってほしい．

目次

第Ⅰ章　バイオメカニクスと動作分析の現状
1. バイオメカニクスと動作分析①
2. バイオメカニクスと動作分析②

第Ⅱ章　バイオメカニクスと動作分析の実際
1. Plantar heel painに関するバイオメカニクスと臨床展開
2. インソールに対するバイオメカニクスと動作分析
3. 足部のバイオメカニクスについて
4. 足底-踵骨滑動機構からみた動作分析
5. 変形性膝関節症におけるlateral thrustのバイオメカニクスと動作分析
6. 歩行のバイオメカニカルな解析に基づく変形性膝関節症患者の理学療法アプローチ
7. 高位脛骨骨切り術後の歩行の特徴と理学療法
8. 変形性膝関節症の歩行のバイオメカニクス
9. 変形性股関節症の進行過程と動作分析―臨床と研究の相互作用
10. バイオメカニクスからみた股関節機能と評価
11. 肩関節の理学療法における新たなコンピュータシミュレーション
12. 肩関節の病態に関連するバイオメカニクスと動作分析―何を分析し，何を目指すべきか？
13. 頸部運動療法のバイオメカニクス的解釈
14. 胸郭と上肢運動に対する動作解析装置を用いた臨床応用
15. スポーツ動作に対する動作改善のコンディショニング―バイオメカニクスの観点から
16. 傷害予防に基づいた効率的なゴルフスイング動作の指導とバイオメカニクス
17. 野球用語を動作的に考える―「手投げ」「下半身を使って投げる」とは？
18. 動作における運動協調性
19. 動作のタイミングと力学的解釈
20. 脳卒中片麻痺者の立ち上がり動作に対する動作分析装置を用いた臨床応用
21. 運動連鎖からみた脳卒中片麻痺と理学療法
22. サッカーチームでの動作分析に基づくコンディショニング
23. 運動器疾患理学療法のバイオメカニクス的分析
24. 加速度計を用いたバイオメカニクス的解析

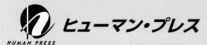

〒244-0805　神奈川県横浜市戸塚区川上町167-1
TEL：045-410-8792　　FAX：045-410-8793
ホームページ：https://www.human-press.jp/

学生・ベテランを問わず、理学療法必携のお守りが遂に完成!!

PT評価 ポケット手帳

編集 美﨑定也・柴田雅祥

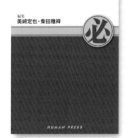

「理学療法は、評価に始まり、評価に終わる」と誰が述べたか不明だが、その訓辞は今も語り継がれている。そのため「評価など、すべて覚えて当然だ」という考えがいまだに続いている。この思考は、21世紀の臨床・実習に即しているのか？自信のない評価を行うほうが、大問題だ。覚えていなければ、サッと確認し、キチッと評価できたほうが、その後の治療等へスムーズに介入できるのではないだろうか。

この問題を解決する手段として、①いつもポケットに持ち歩けて、②困った時に手が届き、③すぐにポイントとコツがわかる、をコンセプトに生まれたのが本書である。特に項目の選定には、良く遭遇する疾患を想定し、多角的な視点から絞り込み導いた評価162を厳選。早速ポケットに忍ばせ、目まぐるしく回る現場でぜひ活用してほしい。

本書の特徴

- 臨床現場においてスタンダードな理学療法評価, 検査データ, 医療機器設定, 薬剤などをまとめた, ポケットに入る(持ち歩ける)ガイドブック。
- 若手PT・学生が評価および治療を標準的・効率的に、また安全に実施が可能。
- 単なる資料集ではなく, 経験豊富な専門家の視点・コツを解説。
- 300ページのボリュームなのに、厚さが僅か10mm。

定価（本体 2,700 円＋税）／ B6 変形判・300 頁・2 色／ 2018 年　ISBN 978-4-908933-14-1

目次

第Ⅰ部 共通評価項目

1. 情報収集
2. 国際生活機能分類と国際障害分類
3. 意識障害（JCS・GCS）
4. 形態測定
5. 関節可動域検査
6. 徒手筋力検査（MMT）
7. 感覚検査
8. 反射検査
9. 姿勢反射検査
10. 筋緊張検査
11. 協調機能検査（運動失調）
12. 認知症検査（HDS-R・MMSE）
13. 疼痛の評価
14. 歩行観察
15. 10m歩行テスト（10MWT）
16. 片脚立位
17. Functional Reach（FR）
18. Timed Up and Go test（TUG）
19. Functional Balance Scale（FBS）
20. Barthel Index（BI）
21. FIM（機能的自立度評価法）
22. リハビリテーションコア科目

第Ⅱ部 疾患別評価項目

第1章 神経
A. 脳卒中
1. modified NIH Stroke Scale（NIHSS）
2. Brunnstrom Recovery Stage（BRS）
3. SIAS（脳卒中における包括的な評価）
4. Fugl-Meyer Assessment（FMA）
5. modified Rankin Scale（mRS）
6. modified Ashworth Scale（MAS）
7. 半側空間無視検査（CBS）
8. 失語の把握
9. 高次脳機能検査（CDT）
10. 行動無視検査（BIT）日本版
11. 注意および遂行障害検査（TMT）
12. CHADS₂スコア
13. 脳領域の機能と症状（簡易版）

B. 神経筋障害
1. Hoehn-Yahrの重症度分類
2. UPDRS 日本語版
3. ALS 機能評価スケール改訂版（ALSFRS-R）
4. 厚生労働省が定める ALS の重症度分類（5 段階）
5. 重症筋無力症（MGFA）Clinical Classfication

C. 脊髄損傷
1. ASIA（アメリカ脊髄障害協会）分類
2. Frankel分類と改良 Frankel 分類
3. 座位評価（ISMG）

第2章 運動器
A. 運動器
1. 大腿骨頚部骨折の分類（Garden 分類）
2. 大腿骨転子間骨折の分類（Evans 分類）
3. 椎体骨折評価基準
4. Neer 分類
5. 上肢障害評価表（DASH）
6. 有痛弧（Painful Arc Sign）
7. ドロップアームテスト
8. エンプティーカンテスト
9. リフトオフ（Lift Off）徴候
10. 指椎間距離
11. 日整形態評価
12. 日本整形外科学会股関節疾患評価質問票
13. ハリスの股関節機能評価表（HHS）
14. アリステスト
15. トーマステスト
16. エリーナメト
17. オーバーテスト
18. パトリックテスト
19. 日本版膝機能評価法（準WOMAC）
20. Keilgren-Lawrence 分類
21. ホーマンズ徴候
22. Oswastry 腰痛特異的QOL質問票
23. Roland-Morris 障害質問票（RDQ）
24. ロコモティブ・シンドロームの評価
25. 下肢伸展挙上テスト（SLR テスト）

B. スポーツ
1. マックマレーテスト
2. アプレー圧迫テスト
3. 外反ストレステスト
4. 内反ストレステスト
5. ラックマンテスト
6. 前方引き出しテスト
7. Nテスト
8. 後方引き出しテスト
9. 膝折れ込み徴候（Sagging Sign）
10. 膝関節拘縮検査
11. 膝蓋跳動
12. ストロークテスト
13. クランクテスト（前方不安定性テスト）
14. ノーウッドテスト
15. サルカスサイン（下方不安定性テスト）
16. ニアーのインピンジメントテスト
17. ホーキンスーケネディのインピンジメントテスト

C. 切断
1. 断端の四肢長・周径
2. ソケットの適合評価
3. 大腿義足のスタティック・アライメント
4. 大腿義足歩行の評価

第3章 内部障害
A. 循環器
1. NYHA 心機能分類
2. うっ血性心不全の診断基準
3. Killip 分類
4. 大動脈解離の分類（DeBakey 分類 & Stanford 分類）
5. Forrester 分類
6. Nohria-Stevenson 分類
7. 心胸郭比（CTR）
8. 心電図の基本事項
9. Lown 分類
10. 代表的な不整脈
11. ペースメーカーペーシング様式
12. 心筋梗塞部位と12誘導心電図変化
13. 冠動脈造影検査（AHA 分類）
14. 心臓超音波検査、左室駆出率の程度分類
15. リスクの層別化（AHA exercise standard）
16. 心拍数（脈拍数）
17. 血圧測定
18. 心音
19. 鎮静スケール RASS
20. CAM-ICU フローシート
21. うつ性自己評価尺度
22. 6分間歩行（6MWT）
23. シャトルウォーキングテスト
24. 心肺運動負荷試験（CPX）
25. METs 表（Metabolic Equivalents）
26. 身体活動能力質問票 SAS 分類

B. 呼吸器
1. 呼吸不全の分類
2. 急性呼吸窮迫症候群（ARDS）診断基準
3. 慢性閉塞性肺疾患（COPD）病期分類
4. COPD アセスメントテスト（CATスコア）
5. mMRC 息切れスケール
6. GOLDによる COPD の複合的評価
7. 呼吸困難の評価（Borgスケール）
8. 腹式呼吸の熟達度（千住らのGrade 評価）
9. 肺活量測定（肺気量分画）
10. 努力肺活量測定（努力呼気曲線）
11. 努力肺活量測定（フローボリューム曲線）
12. 換気障害分類
13. 酸素解離曲線
14. 代表的な胸部X線所見
15. 胸郭の形態（変形）評価
16. 胸郭拡張差の正常値
17. 呼吸数とパターン
18. 打診音の分類
19. 聴診音の分類
20. 聴診部位
21. 痰の性状一覧

C. 人工呼吸器
1. 基本的な呼吸器の様式・モード・補助機能
2. 人工呼吸器のグラフィックモニター
3. 非侵襲的陽圧換気療法（NPPV）の基本モード
4. ウィーニングの開始条件
5. 酸素療法
6. ボンベ残量の見方

第Ⅲ部 生活環境支援

1. 身体機能の残存能力と生活環境整備
2. 移動に必要なスペース
3. 移動のための福祉用具
4. 手すりの選択
5. 段差解消
6. 建具の種類と動作の特徴（特に戸びら）
7. トイレの環境整備のポイント
8. 浴室で使用する福祉用具と使用目的
9. 浴槽周囲における動作別の手すり選択の特徴
10. 転倒予防のための住まいの確認
11. 介護保険制度における福祉用具貸与・購入の種目
12. 介護保険制度における住宅改修補助

巻末資料

1. 生化学検査・凝固検査
2. 血液検査
3. 尿・一般検査
4. 救命処置（BLS）
5. 急変時の対応
6. 感染対策
7. 運動中止基準
8. 離床開始基準
9. 医療機器設定

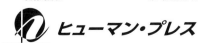

〒244-0805 神奈川県横浜市戸塚区川上町 167-1
TEL：045-410-8792　　FAX：045-410-8793
ホームページ：https://www.human-press.jp/

■ 未来を明るくする臨床技術のヒントが詰まった最新作！
前作よりパワーアップ！！

福井 勉 編

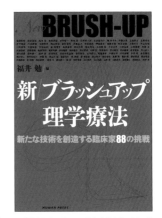

「EBM確立に向けた技術から始まる」をコンセプトに、臨床アイデアと経験から導き生み出された技能・知識を世に公表し、理学療法全体に一石と投じた書籍の最新版である。

本書は、EBMという障害のため世間に公表されていないダイヤの原石（技術）に焦点をあて、全国津々浦々で活躍している臨床家が「自身で考案した独自性のある臨床技術のみ」を、最新の知見と照らし合わせて解説。ここには確たるエビデンスがないが、脳天を突き抜ける衝撃を約束する。ただし紹介した技術は、今後検証を重ね、確立したものへと昇華させていくのが最終の目標到達点である。暗中模索の現場で悩み苦しんでいる新人から治療の行き詰まりを感じているベテランの臨床家までを虜にする、他に類を見ない書物である。ぜひ、一読を勧める。

◆ B5判　380頁　2017年　定価（本体5,800円+税）　ISBN 978-4-908933-10-3

Contents

頭部・頸部
1 目の運動から身体を整える
2 二重視に対する理学療法
3 頭頸部の安定化に対する評価とアプローチ
4 頸部疾患に対する舌骨へのアプローチ
5 顎関節のアライメント評価と理学療法への展開

上肢
6 肩甲骨運動の新たな定義と肩甲骨運動制御障害の改善エクササイズ
7 肩関節外転位保持機能を即座に改善する
8 壁叩き動作による肩関節機能の改善
9 肩甲上腕関節保護機能に対してのスクリーニングテストの一案
10 手の皮膚評価から肩の反応を引き出す方法
11 肘関節後方インピンジメントにより生じる疼痛を改善する
12 橈骨遠位端骨折症例における手指障害に対する評価
13 手のPIP・DIP関節屈曲運動を改善させる
14 上肢機能障害を末梢から評価し改善を図る
15 上肢のリーチング動作を用いた脊柱のvertical extensionに対する課題志向型のトレーニング

体幹
16 片側性腰部痛・頸部痛に対する胴体区分を考慮した治療展開
17 スポーツにおける望ましい姿勢の獲得
18 スポーツ場面における胸椎の回旋可動域を拡大する
19 体幹の回旋性のコントロールについて
20 腰背筋膜のスティッフネス改善とスウェイバックの是正
21 下位肋骨に対する用手的呼吸介助手技により体幹機能が向上する
22 体幹伸展運動に伴う腰痛への介入
23 円背患者の脊柱伸展を促すアプローチ
24 成長期における腰椎分離症の治療戦略
25 体幹深層筋の個別評価の可能性
26 急性腰痛に対する内臓ストレッチ
27 腰背部痛に対する恥骨からのアプローチ
28 パーキンソン病の腰曲がりに対する理学療法アプローチ
29 片麻痺者の体幹を発達過程から考える
30 弾力性ある体幹部をつくるアプローチ法
31 座圧が均等に分散された骨盤アライメントの構築
32 口輪筋を使った呼吸運動により腹腔内圧を高める
33 下腹部に術創部を有する症例に対する運動機能および頻尿症状の改善のためのアプローチ
34 腰椎・骨盤・股関節複合体を正中化する
35 体幹のデローテーション
36 体幹下部−骨盤−股関節部の軟部組織正中化について
37 坐骨結節から骨盤前傾運動を改善する
38 においが体幹機能に与える影響

下肢
39 歩行動作改善に対する骨盤側方運動の一視点
40 歩行立脚相の重心側方移動の不足を軽減する
41 歩行における矢状面での大腿骨回転運動に着目する
42 大内転筋の活動を把握し高める方法
43 頸部から股関節可動域を変化させる
44 人工股関節置換術後のリハビリはいらない!!
45 術後早期に股関節屈曲運動の適正化を図るには
46 歩行時の股関節伸展に伴う負荷を軽減する方法
47 立脚期前半にトレンデレンブルグ徴候およびデュシェンヌ徴候を有する症例の歩行動作を改善する
48 人工股関節全置換術施行後患者の歩容改善エクササイズ
49 機能解剖学に基づいた脛骨大腿関節のROMエクササイズ
50 膝関節の独立した運動を獲得する
51 荷重位における膝関節伸展運動機能障害に対してのアプローチ
52 変形性膝関節症患者の歩行時痛を軽減する
53 変形性膝関節症の痛みの特徴
54 変形性膝関節症に対する大腿四頭筋の筋力訓練の再考
55 運動失調症に対しての身体重心位置に着目した膝立ち位練習について
56 腓骨・下腿の運動連鎖の動態コントロール
57 足関節靭帯損傷に対する評価と対応
58 足部剛性の低下に対する治療アプローチ
59 踵骨後部滑液包炎に対する多角的アプローチ
60 足部外側荷重での歩行を改善する方法
61 スクワット動作の観察と評価方法
62 片脚スクワット動作を安定させるには？
63 ヒトの荷重応答機能の構築
64 質量バランス制御理論に基づく荷重方向から考えた下肢の徒手誘導によるリラクセーション
65 荷重位の下肢機能を評価し改善する
66 下肢機能分化を考慮した理学療法の展開
67 機能的脚長差へのアプローチ
68 骨の応力に着目した歩行の作り方
69 歩行立脚期におけるひざのねじれ応力を減少させる

姿勢・動作のコントロール
70 背臥位について考える
71 相対的回転リズムにおける不良座位姿勢に対するアプローチ
72 パーキンソン病患者の起立の特徴と理学療法
73 立位姿勢の特徴に合わせたポジショニングによりコンディショニングを図る方法
74 立位でのアップライト姿勢を臥位からつくる
75 立位・歩行の動的安定を目指す
76 脳卒中片麻痺患者の歩容改善に向けたアプローチ
77 脊柱の機能に基づき四肢を連動させる
78 脊柱運動から脛骨大腿関節の回旋運動を改善させる
79 全身の身体機能改善で投球動作とともに球速とコントロールを向上させる
80 姿勢の変化は血行動態に影響するのか
81 結合組織性制限の存在する関節運動の促し方
82 身体内らせん圧を利用した問題点の抽出と臨床
83 バランスボールを使用して身体の連動性（調節）を高め，運動療法につなげる
84 急性期の脳卒中リハビリテーション
85 動作獲得のために身体環境を整える
86 患者のさわり方の秘訣
87 がん患者をみるための心得
88 患者のセルフマネジメントを継続させるための行動目標設定

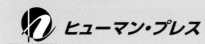

〒244-0805　神奈川県横浜市戸塚区川上町167-1
TEL：045-410-8792　　FAX：045-410-8793
ホームページ：https://www.human-press.jp/

10年の歳月と2万件以上の臨床データが導く、本邦初の実践書!!

心臓血管外科リハビリテーション

監修 Cardiovascular surgery Physiotherapy Network
編集 高橋哲也

2008年、心臓血管外科リハビリテーション領域に関する研究および教育と普及に努め、その発展を通して国民の健康・福祉の増進に寄与することを目的に活動を開始したCardiovascular surgery Physiotherapy Network。日進月歩の医療界をリードし研鑽してきた彼らが、これまで培った叡智と臨床技術をまとめ伝える。

本書は、術前、周術期、ICUから急性期、前期回復期、後期回復期、外来リハにおける、その要所で理解すべき、病態の特性、治療と管理方法、各種医療機器、薬剤、さらに生活を見据えた身体機能およびQOL改善など、最新の知見を交えながら実践的知識とプロセスが容易に学べる渾身の一冊である。セラピストだけでなく、看護師などの多くの医療従事者にとって必携のバイブルが遂に完成。

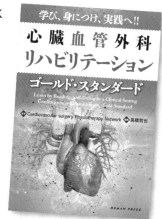

定価（本体5,400円+税）／B5判・280頁／2018年　ISBN 978-4-908433-12-7

CONTENTS

第Ⅰ章　術後のリハビリテーションのために術前に集めるべき情報とプレハビリテーション
【集めるべき術前情報とその意義】
1. 集めるべき術前情報
2. 術前情報をどう活かすか

【術前の理学療法評価とその意義】
1. 行うべき術前理学療法評価
2. 術前の理学療法評価をどう活かすか

【術前における理学療法の実際】
1. 術後における理学療法のオリエンテーション
2. 呼吸練習
3. 筋力トレーニング
4. 創保護の練習
5. 身体活動の維持（制限）

第Ⅱ章　術後のリハビリテーションのために集めるべき手術・周術期情報
【手術・周術期情報をどう活かすか】
1. 手術（術式、開胸部位、定期手術、緊急手術）
2. 手術侵襲
3. 周術期管理

第Ⅲ章　入院中のリハビリテーション
【集中治療室における急性期リハビリテーション】
1. 急性期リハビリテーションの目的や基準
2. 急性期リハビリテーションの実際
3. 補助循環管理下の理学療法

【一般病棟における前期回復期リハビリテーション】
1. 前期回復期リハビリテーションとは
2. 前期回復期リハビリテーションの目的や基準
3. 前期回復期リハビリテーションの実際

第Ⅳ章　外来におけるリハビリテーション
【通院における後期回復期リハビリテーション】
1. 後期回復期リハビリテーションとは
2. 後期回復期リハビリテーションの目的や基準
3. 後期回復期リハビリテーションの実際

【運動負荷試験と運動耐容能評価】
1. 心臓血管外科手術後の運動耐容能の特徴
2. 心臓血管外科手術後の心肺運動負荷試験の特徴

第Ⅴ章　特殊な疾患の術後リハビリテーション
1. 小児心疾患
2. 心臓移植後
3. 植込み型補助人工心臓
4. 高度肥満
5. 高齢者
6. 透析患者
7. 不整脈治療後
8. Stanford A型急性大動脈解離術後（残存解離がある場合）
9. 胸部・胸腹部大動脈瘤に対する人工血管置換術
10. 腹部大動脈瘤に対する人工血管置換術
11. EVAR/TEVAR
12. 経カテーテル的大動脈弁留置術後
13. 血管内カテーテル治療後
14. 重症下肢虚血

第Ⅵ章　CPN発の学術論文のサマリーと解説
1. 心臓外科手術後のカテコラミン投与量およびリハビリテーション進行に対する術前腎機能障害ならびに術後急性腎障害の影響の検討
2. 心臓血管外科手術後リハビリテーション進行目安の検討
3. 術前栄養状態と心大血管手術後リハビリテーション進行の関連
4. 慢性腎臓病患者および非慢性腎臓病患者における待機的単独心臓外科手術後患者の心臓リハビリテーション進行の規定因子の検討
5. 冠動脈バイパス術後リハビリテーション遅延の特徴とその関連因子
6. 心臓外科手術後の100m歩行自立日は術前情報や手術情報から予測可能か？
7. 心臓手術後の人工呼吸器離脱遷延因子
8. 多施設共同研究による偽腔開存型Stanford type A 急性大動脈解離術後患者の術後リハビリテーション進行の検討
9. 胸部および胸腹部大動脈瘤患者における術式別のリハビリテーション経過の特徴
10. 80歳以上の高齢者における心大血管手術後100m歩行自立阻害因子の検討
11. 腹部大動脈瘤の人工血管置換術後における早期歩行自立後の課題
12. 心臓外科手術後リハビリテーション遅延の特徴
13. 超高齢冠動脈バイパス術後患者のリハビリテーション進行特性の検討

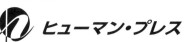

〒244-0805　神奈川県横浜市戸塚区川上町167-1
TEL：045-410-8792　　FAX：045-410-8793
ホームページ：https://www.human-press.jp/

疾患別リハビリテーション リスク管理マニュアル

編集 聖マリアンナ医科大学病院リハビリテーション部

リスク管理がリハビリテーションのゴールを変える!!

本書は、リハビリテーションのトップランナーとして走ってきた臨床集団のノウハウが凝縮した極意書である。常に今の常識は通用するのか、新しい常識が生まれていないのかを追及し、最大限の効果・結果を示してきた。その筆者らが、現場で遭遇することが多い疾患を厳選し、エビデンスに基づいた知識から考えられる特有のリスク、および重複する他疾患の禁忌事項を豊富な図表で分かりやすく解説。また近年、耳目を集めるICUおよび腎疾患、せん妄、がん、サルコペニアなどにおける具体的なリハビリテーションの流れと治療技術の全ノウハウを曝け出した臨床バイブルである。初学者だけでなく中堅セラピストにとっても、確認と研鑽に最適な一冊である。ぜひ、門外不出と噂される知識を手に入れ、効果が目に見えるリハビリテーションを展開してほしい。

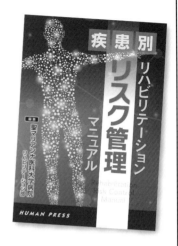

定価（本体 4,800 円＋税）／A5 判・520 頁／2018 年　ISBN 978-4-908933-11-0

CONTENTS

第Ⅰ章　脳血管障害・せん妄
- A. 脳梗塞
  1. 脳梗塞の概念
  2. 特異的リスク
  3. リスク管理とモニタリング
  4. 最近のトピックス
- B. 脳出血
  1. 脳出血の概念
  2. 特異的リスク
  3. リスク管理とモニタリング
  4. 最近のトピックス
- C. クモ膜下出血
  1. クモ膜下出血の概念
  2. 特異的リスク
  3. リスク管理とモニタリング
  4. 最近のトピックス
- D. 高次脳機能障害
  1. 高次脳機能障害の概念と定義
  2. 高次脳機能障害の分類
  3. 評価
  4. 最近のトピックス
- E. せん妄
  1. せん妄の概念
  2. 特異的リスク
  3. 評価方法
  4. 最近のトピックス

第Ⅱ章　循環器疾患
- A. 虚血性心疾患
  1. 虚血性心疾患の概念
  2. 特異的リスク
  3. リスク管理とモニタリング
  4. 最近のトピックス―虚血性心疾患における二次予防
- B. 心不全
  1. 心不全の概念と基礎疾患
  2. 特異的リスク
  3. リスク管理とモニタリング
  4. 最近のトピックス
- C. 心臓外科術後
  1. 心臓外科術後の概念
  2. 特異的リスク
  3. リスク管理とモニタリング
  4. 最近のトピックス
- D. 大動脈疾患
  1. 大動脈疾患の概念
  2. 特異的リスク
  3. リスク管理とモニタリング
  4. 最近のトピックス

第Ⅲ章　呼吸器疾患
- A. 急性呼吸不全
  1. 急性呼吸不全の概念
  2. 特異的リスク
  3. リスク管理とモニタリング
  4. 最近のトピックス
- B. 慢性呼吸不全
  1. 慢性呼吸不全の概念
  2. 特異的リスク
  3. リスク管理とモニタリング
  4. 最近のトピックス

第Ⅳ章　腎臓病
  1. 腎臓病の概念
  2. 特異的リスク
  3. リスク管理とモニタリング
  4. 最近のトピックス

第Ⅴ章　糖尿病
  1. 糖尿病とは
  2. 特異的リスク
  3. リスク管理とモニタリング
  4. 最近のトピックス

第Ⅵ章　整形外科疾患
- A. 観血的治療
  1. 観血的治療におけるリハビリテーションの概念
  2. 観血的治療におけるリスク
  3. リスク管理とモニタリング
  4. 最近のトピックス
- B. 非観血的治療
  1. 非観血的治療が選択される整形外科疾患
  2. リスク管理とモニタリング
  3. 最近のトピックス

第Ⅶ章　加齢と転倒
  1. 転倒の概要
  2. 転倒の危険因子
  3. 転倒予防のための主なパフォーマンステスト
  4. 最近のトピックス

第Ⅷ章　摂食嚥下障害
  1. 摂食嚥下障害の概念
  2. 評価
  3. リハビリテーションと治療
  4. リスク管理
  5. 最近のトピックス

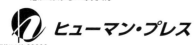

〒244-0805　神奈川県横浜市戸塚区川上町 167-1
TEL：045-410-8792　FAX：045-410-8793
ホームページ：https://www.human-press.jp/